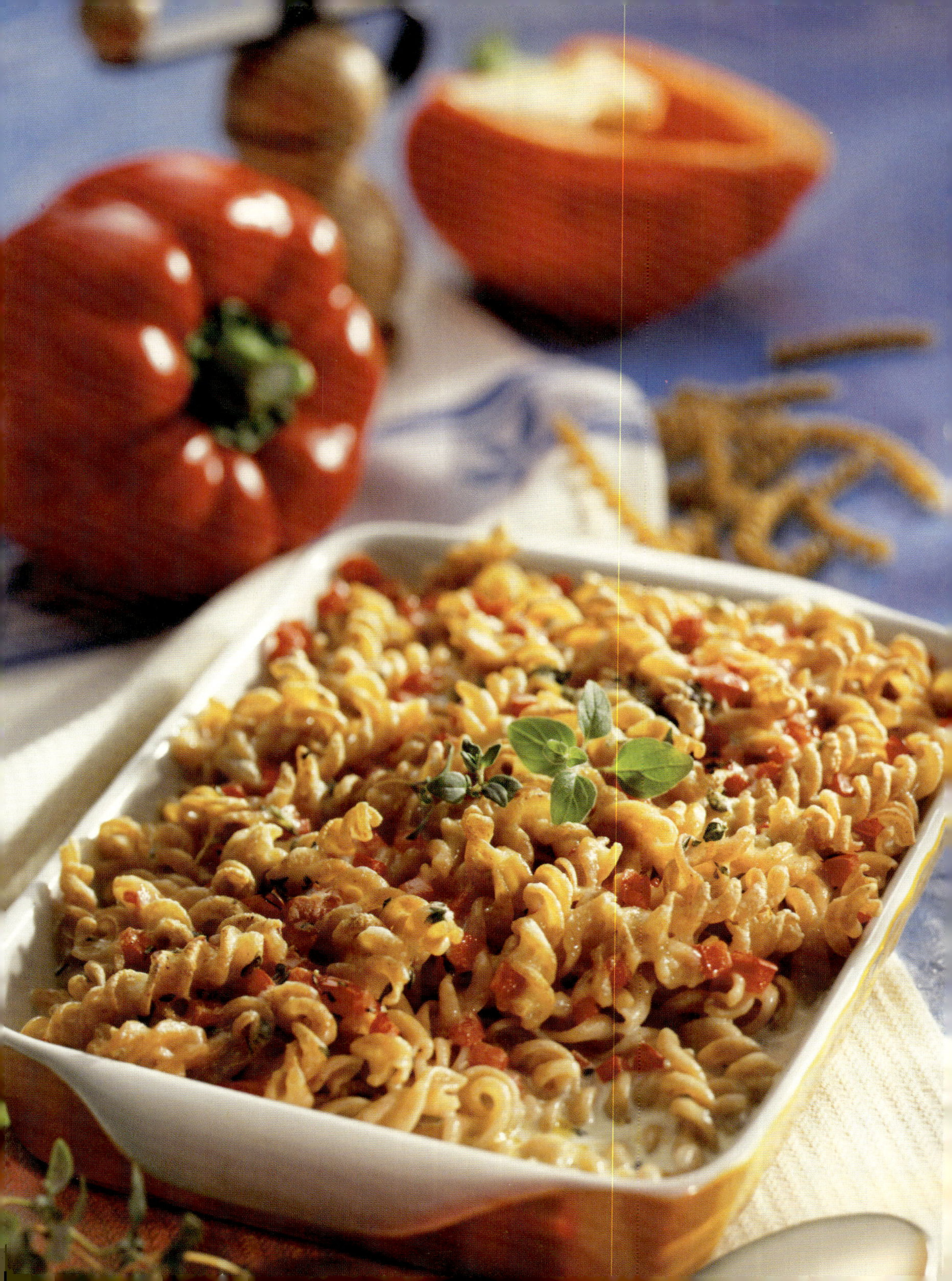

Ursula Summ

Mit Trennkost zum Wunschgewicht

Bassermann

Hinweise zu den Rezepten

- Alle Rezepte, die ich in diesem Buch für Sie zusammengestellt habe, sollen Ihnen beispielhaft zeigen, wie man Nahrungsmittel aus der Eiweiß- und Kohlenhydratgruppe jeweils mit neutralen Nahrungsmitteln kombinieren kann.

- Damit Sie die Zuordnung auf den ersten Blick erkennen, sind die Rezepte verschiedenfarbig gekennzeichnet:
  blau = Eiweißgericht
  grün = neutrales Gericht
  orange = Kohlenhydratgericht

- Die Angaben zu Kilokalorien (kcal) beziehen sich immer auf 1 Portion oder 1 Stück.

- Die Zutatenmengen beziehen sich in der Regel auf ungeputzte Rohware.

- Die Zubereitungszeit beinhalten sowohl die Vorbereitungen (waschen, putzen, schneiden) als auch die Garzeiten. Es handelt sich dabei um Durchschnittswerte. Besondere Zeiten wie Quellzeiten sind extra ausgewiesen.

- In einigen Rezepten werden Zutaten verwendet, die man nur im Reformhaus oder im Bioladen bekommt. Obstdicksaft ist ein schonend eingedickter Fruchtsaft, er schmeckt sehr mild, da ihm die Fruchtsäuren entzogen wurden.

- Zum Salzen empfehle ich Meersalz. Auch Kräutersalz ist gut zum Abschmecken geeignet.

- Vegetarische Gemüsebrühe als Streuwürze wird nur aus pflanzlichen Zutaten hergestellt. Sie ist daher cholesterinfrei und enthält keine gehärteten Fette.

- Ich empfehle naturbelassene, kalt gepresste, unraffinierte Öle und Fette, die die wertvollen mehrfach ungesättigten Fettsäuren enthalten. Oliven-, Sonnenblumen-, Distel-, Weizenkeim-, Leinsamen- und Maiskeimöl sind in dieser Qualität erhältlich. Butter und ungehärtete Pflanzenfette sind ebenfalls empfehlenswert. Beachten Sie, dass Fette viele Kalorien enthalten, verwenden Sie sie sparsam.

- Backofentemperaturen: Wenn Sie mit Umluft backen, reduzieren Sie die Angaben in den Rezepten um 20 °C. Für Gasbacköfen gilt:
  150 °C – Stufe 1
  170 °C – Stufe 2
  180 °C – Stufe 2–3
  200 °C – Stufe 3

Verzeichnis der Abkürzungen

TL	= Teelöffel (gestrichen)
EL	= Esslöffel (gestrichen)
g	= Gramm (1000 g = 1 kg)
kg	= Kilogramm
ml	= Milliliter (1000 ml = 1 l)
l	= Liter
Msp.	= Messerspitze
kcal	= Kilokalorien (1 kcal = 4,2 kj)
kJ	= Kilojoule
Fett i. Tr.	= Fett in der Trockenmasse
TK-...	= Tiefkühl-...
°C	= Grad Celsius

Inhalt

Rezepte

Vorwort

Mit Gelassenheit in eine neue Lebensweise

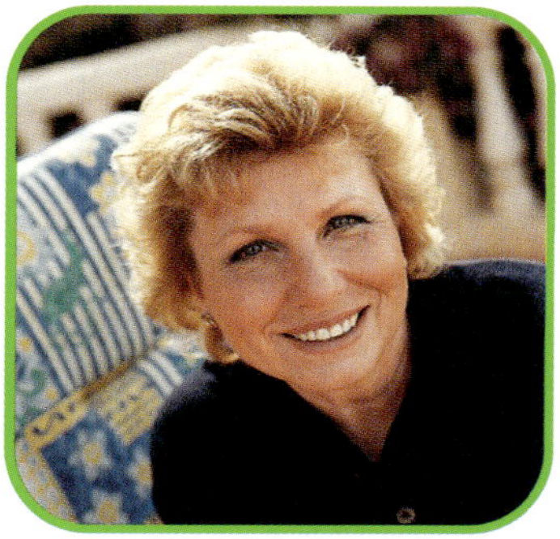

Befreien Sie sich aus dem Diäten-Dilemma, denn Radikalkuren sind auf Dauer keine Lösung! Viele Diäten lassen zwar anfänglich die Pfunde purzeln, aber der Körper holt sich das verlorene Gewicht bei der nächsten Gelegenheit wieder zurück. Sinnvoller ist es, das Essverhalten und die Lebensweise zu verändern, um einen dauerhaften Erfolg erzielen zu können.

Mit diesem Buch möchte ich Sie zu einer harmonischen Lebensweise motivieren, neue Ideen in Ihnen anregen und zeigen, dass man auch ohne Diätdenken, Hungern und Fasten sein persönliches Wunschgewicht erreichen kann. Natürlich bekommt man nichts geschenkt. Sie müssen schon etwas dafür tun, Ihren Körper zur Gewichtsabnahme zu bewegen. Lernen Sie mit der Hayschen Trennkost Ihre Körperfunktionen kennen. Das Wissen, wie unsere Verdauungsorgane arbeiten, ist überaus wichtig. Entwickeln Sie mit etwas Geduld neue Ess- und Verhaltensgewohnheiten, und arbeiten Sie auf eine gewisse innere Zufriedenheit hin.

Entschärfen Sie zudem Ihren Abnehmstress, indem Sie sich nicht mehr täglich wiegen. Ihr Ziel sollte es sein, sich wohl zu fühlen und nicht die Zahl, die auf der Waage steht. Häufiges Wiegen verursacht Druck und belastende Spannungen. Weiteren Eigendruck erzeugen Sie, wenn Sie sich Dinge, die Sie gerne essen möchten, ständig verbieten. Im Verbotenen liegt der Reiz. Nur so werden Fressanfälle gezüchtet. Wenn Sie die gedankliche Einstellung bekommen „ich darf alles essen", wird mit der Zeit das Verlangen weniger werden.

Bauen Sie Ihre Angst und das schlechte Gewissen vor dem Essen ab und Sie werden lernen, mit dem Essen anders umzugehen.

Heimliches Essen, verbunden mit Schuldgefühlen, fördert ebenso ein negatives Selbstbild wie die Eigenart, in Gesellschaft nur einen Salat zu essen um zu zeigen, dass man abnehmen möchte. Es sollte jedem gleichgültig sein, was andere Menschen denken. Sie brauchen sich nicht schuldig zu fühlen.

Lust am Essen

Auch ein guter Appetit sollte kein schlechtes Gewissen hervorrufen, da nicht der Appetit, sondern die „Verzehrslust" zu fürchten ist. Diese wird durch Nahrungsmittel hervorgerufen, die von der Industrie mit Zucker und Geschmacksverstärkern angereichert wurden. Deren Verzehr sättigt uns nicht, sondern macht uns noch hungriger.

Darum ist es höchste Zeit, die Ernährung wieder auf „Natürlichkeit" umzustellen und gleichzeitig mehr Ruhe in die persönliche Lebensweise zu bringen. Statt in aller Eile sein Essen herunter zu schlingen, wäre es besser, ein klein wenig von der Essmentalität der Italiener, Spanier oder Franzosen zu übernehmen. Hier wird noch in Ruhe gespeist und gleichzeitig entsteht der Eindruck, dass jede Mahlzeit für den Körper ein Labsal ist.

Das „gewisse Etwas"

Die Haysche Trennkost hat unbestritten das gewisse Etwas. Dass sie immer mehr Fans findet, liegt am einfachen Konzept dieser Ernährungsform. Der Vegetarier kommt ebenso zu seinem Recht wie der Fleisch- oder Fischesser, da kein bestimmter Speiseplan die täglichen Mahlzeiten vorschreibt. Jeder isst das, was ihm schmeckt, nur unter der Berücksichtigung der harmonischen Zusammenstellung der einzelnen Lebensmittel.

Auch bewirkt die Trennkost das scheinbar Unmögliche. Übergewichtige nehmen ab, Untergewichtige nehmen zu, Rheumatiker und Gichtkranke spüren eine deutliche Besserung. Auch vertragen Menschen mit einem empfindlichen Verdauungstrakt die getrennt verzehrten Speisen besser. Diejenigen die nach der Trennkost leben, werden sogar ruhiger und gelassener, was auf den ausgeglichenen Blutzuckerspiegel zurückzuführen ist. Und diese Gelassenheit ist gerade in der Phase des Abnehmens besonders wichtig.

Verwechseln Sie die Trennkost nicht mit einer kurzfristigen Diät. Diese Form der Ernährung können Sie ein Leben lang durchführen, ohne dass Mangelerscheinungen auftreten. Heißen Sie die Trennkost in Ihrem Leben als eine Bereicherung willkommen, denn Essen ist Lebensfreude und dieser Genuss sollte auch bei einer Gewichtsabnahme erhalten bleiben.

Ich wünsche Ihnen viel Spaß beim Entdecken der Hayschen Trennkost.

Herzlichst
Ihre Ursula Summ

Trennkost – die gute Ernährung

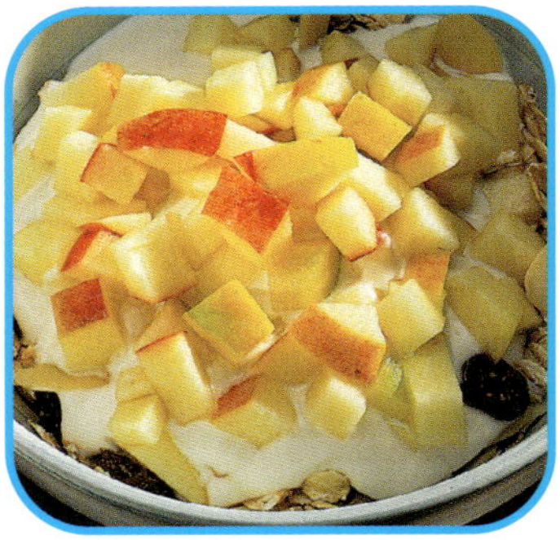

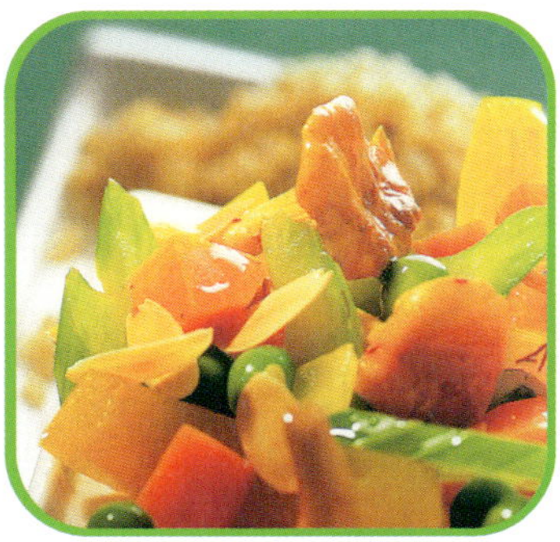

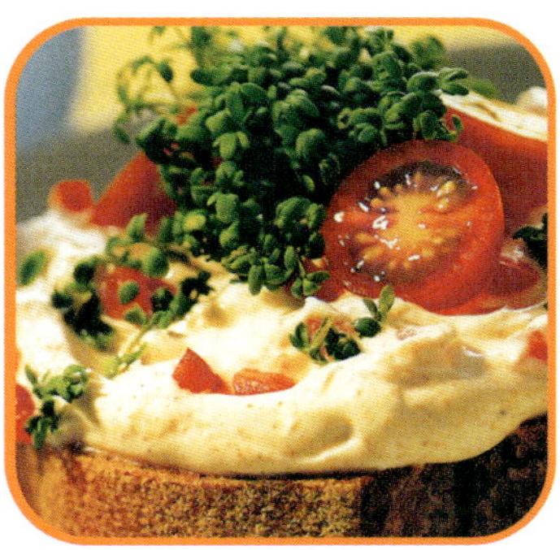

Schon in früheren Zeiten, als die Menschen noch sehr stark im Einklang mit der Natur standen, wurde eine Art Trennkost praktiziert. Nur selten kamen Fleisch oder Fisch gleichzeitig mit Kartoffeln oder anderen Beilagen auf den Tisch. Dies gezwungenermaßen, denn im Kampf um die tägliche Nahrung gab es nicht viel Auswahl. Es gab Kohl, Rüben, Sauerkraut, Hafersuppe, Vollkornfladen und Ähnliches. Man war, um nicht zu verhungern, auf Nahrungsqualität angewiesen.

Heute, wo nicht mehr um das tägliche Brot gerungen werden muss, ist die Auswahl der Nahrung riesig groß. Dementsprechend groß ist auch die Unordnung bei der Zusammenstellung der täglichen Mahlzeiten. Viele Menschen wissen gar nicht um die Verträglichkeiten und Unverträglichkeiten der einzelnen Nahrungsmittel untereinander, spüren aber des Öfteren nach dem Essen ein Missbehagen im Magen- und Darmbereich. Medikamente schaffen Abhilfe, sind aber auf Dauer keine Lösung. Die bessere Alternative ist das Wissen um eine gute Ernährung.

Der Erfinder

Dr. Howard Hay (1866 – 1940) war seiner Zeit weit voraus. Bedingt durch seine eigene schwere Krankheit, er litt an der Bright'schen Nierenerkrankung mit Bluthochdruck und Herzerweiterung, begab er sich auf die Suche nach Möglichkeiten, seinen Gesundheitszustand zu verbessern, ja sich sogar selbst zu heilen – und das ist ihm auch gelungen.

Mit großer Willenskraft und einem enormen Gespür für eine harmonische und logische Lebensführung verwarf er alle Regeln des „normalen" Essens. Er trennte die sehr eiweißreichen Nahrungsmittel von den kohlenhydratreichen, teilte sie außerdem in Basen bildende und Säure bildende ein und ernährte sich vollwertig. Er wollte keine Diät erfinden, sondern vielmehr durch Beobachtung von Naturvölkern eine gesund machende und gesund erhaltende Ernährungsweise entwickeln.

Die Entwicklung geht weiter

Inzwischen ist ein Jahrhundert vergangen, und was in den Siebzigerjahren fast niemand für möglich hielt: Die Trennkost überlebte und ist heute populärer denn je. Ja, ich freue mich darüber, wie aufgeschlossen viele moderne Menschen dieser Form der Ernährung gegenüberstehen. Zu verdanken ist dieser Erfolg den guten Erfahrungen, die die Menschen mit dieser natürlichen Ernährungsform gemacht haben. Bedingt durch diese positive Mundpropaganda wurden Ärzte und Wissenschaftler aufmerksam. Diese brachten schließlich durch wissenschaftliche Untersuchungen Beweise für die Wirksamkeit der Trennkost.

So lieferte der deutsche Arzt Dr. med. Martin Noelke nach umfangreichen Blutuntersuchungen und ausführlichen Experimenten an Trennköstlern und Nicht-Trennköstlern die Erkenntnis, warum man mit der Trennkost abnimmt. Er brachte den Nachweis, dass Trennkost den Blutzuckerspiegel nicht unnötig erhöht. Dementsprechend gering ist auch die Insulinentwicklung, die, so Dr. Noelke, die Schlüsselsubstanz für die Fettgewebsneubildung darstellt.

Auch die australischen Forscherinnen Susanne H. A. Holt und Janet C. Brand Miller von der Universität Sydney erforschten die Abhängigkeit der Insulinentwicklung im Körper von der Art der aufgenommenen Mahlzeit. Dabei entdeckten sie, dass die Bauchspeicheldrüse bei gemischten Speisen mit einer stark ansteigenden Insulinkurve antwortete – noch höher, als hätte man nur Weißbrot gegessen.

Eine ähnliche Entdeckung machten auch Wissenschaftler der Harvard-Universität in Boston. Sie entdeckten, dass Übergewicht oftmals die Folge von einer selbst herbeigeführten Insulin-Überproduktion ist. So leiden viele dicke Menschen daran, dass ihre Bauchspeicheldrüse aufgrund falscher Ernährung zu viel Insulin produziert. Heute ist wissenschaftlich belegt, dass sich ein niedriger Insulinspiegel positiv auswirkt, nicht nur bei der Gewichtsreduktion, sondern auch auf die vielen Erkrankungen, die mit Übergewicht verbunden sind.

Erinnerung

Ich erinnere mich noch sehr gut an meine ersten Trennkost-Vorträge. Das war 1978. Ich stürzte mich voller Elan und Begeisterung in meine neue Aufgabe und war der festen Überzeugung, mit einleuchtenden Argumenten die damals fast vergessene Trennkost sehr schnell wieder in Umlauf zu bringen. Doch harte Arbeit stand mir bevor. Die eingefleischten Allesesser wollten von den alten, so lieb gewordenen Gewohnheiten nicht loslassen. So musste ich viel entmutigende Bemerkungen und belastende Diskussionen über mich ergehen lassen. Aber ich hielt durch, wusste ich doch, die Zeit der Trennkost wird kommen. Nun ist sie da, und es erfüllt mich mit sehr vielen schönen Gefühlen, an einer so großen Sache beteiligt zu sein.

Falsche Ernährung hat Folgen

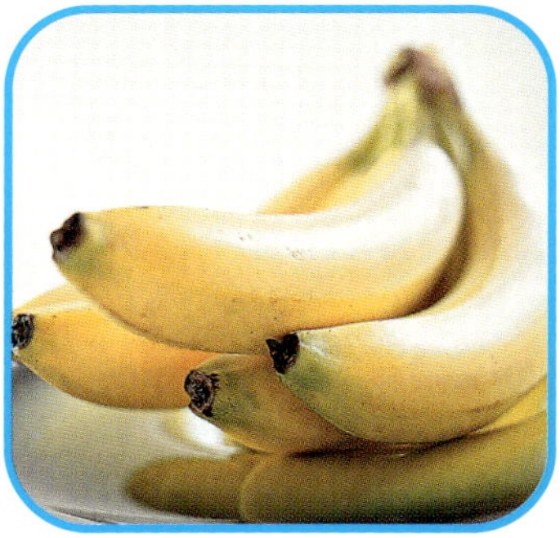

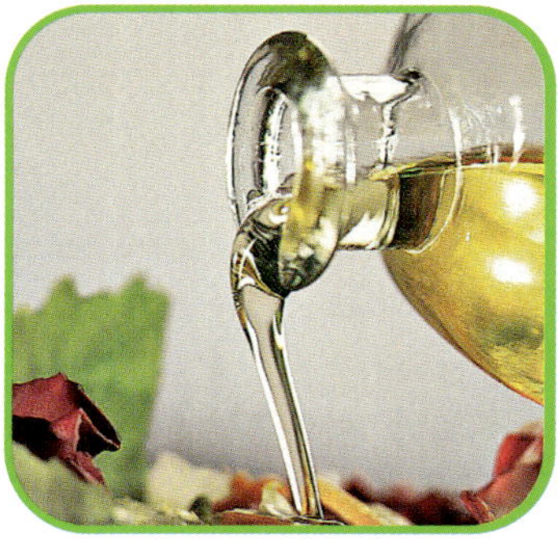

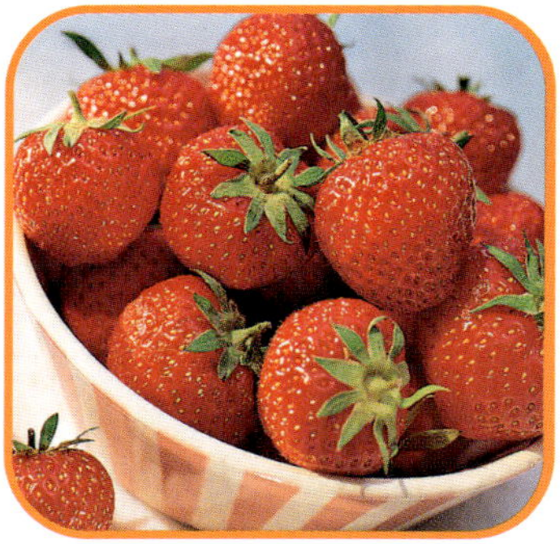

Aus Zeitgründen greifen heute sehr viele Menschen zu Fertigprodukten oder ernähren sich im Fast-Food-Bereich. Dadurch werden dem Körper oftmals zu wenige Vitalstoffe in Form von Vitaminen, Mineralstoffen, Spurenelementen und Enzymen zugeführt. Welch dramatische Folgen eine falsche Ernährung haben kann, beweisen die vielen ernährungsbedingten Krankheiten, wie z. B. übersäuerter Magen, Verdauungsprobleme, Darmerkrankungen, Gicht, Rheuma, Stoffwechselstörungen, Bluthochdruck, Diabetes Typ 2, Gefäßschäden, Arthrose, Arthritis, Herz-Kreislauf-Probleme, Herzinfarkt, Schlaganfall oder sogar Krebs. Natürlich spielen bei den genannten Krankheiten auch andere Faktoren eine wichtige Rolle, doch durch eine gesunde Ernährung ließe sich vieles vermeiden.

Säuren – die schleichende Selbstvergiftung

Der Mensch ist sauer! Dies sagt man, wenn die allgemeine Stimmungslage griesgrämig und missvergnügt ist. Aber ich spreche jetzt hier nicht von einer gereizten Stimmung, sondern von sauren Stoffen im Körper, die eine Gewebsübersäuerung verursachen.

Erstes Anzeichen einer starken Übersäuerung kann eine bleierne Müdigkeit sein. Mit den Jahren bemerkt man dann vielleicht ein langsames Nachlassen der Konzentration, Kopfschmerzen, Verspannungen der Muskulatur, Kreislaufstörungen oder Ähnliches. Um diese Zusammenhänge zu verstehen, sollte man sich vor Augen halten, dass im Körper unzählige Prozesse ablaufen: Wachstum, Zellerneuerung, Produktion von Körperwärme.

Für all diese Aktivitäten benötigt der Körper Energie. Den Ausgangsstoff für die Energiegewinnung liefert ihm die Nahrung mit ihren Eiweißen, Kohlenhydraten und Fetten. So unentbehrlich diese Bausteine auch sind, es bleiben nach ihrer Aufspaltung und Verstoffwechslung saure Abfallstoffe zurück, wie Harn- und Milchsäure, Kohlensäure und die stickstoffhaltigen Abfallstoffe. Je mehr Eiweiße, Kohlenhydrate und minderwertige Fette wir zu uns nehmen, umso höher sind die belastenden Rückstände in unserem Organismus.

Auch Kaffee, schwarzer Tee, Kakao, Alkohol, Nikotin und einige Medikamente hinterlassen saure Rückstände im Körper. Ebenso werden Farb- und Konservierungsstoffe sowie andere Substanzen zum Teil im menschlichen Organismus eingelagert. Aber nicht nur Nahrungsmittel hinterlassen im Körper schädliche Substanzen. Auch Stress, Ärger, Streit, Aggressionen, ein plötzlicher Schreck oder eine unvorhersehbare Freude können in Sekundenschnelle den Säurewert im Körper ansteigen lassen.

Zum Glück verfügt der Organismus über ein gut funktionierendes Puffersystem, auch werden diese giftigen Substanzen zum Teil über Nieren, Darm, Haut und Lungen wieder ausgeschieden, doch eine unaufhörliche Flut saurer Rückstände kann auch der Gesündeste auf Dauer nicht verkraften.Ein junger, gesunder Körper hat noch reichlich Platz, diese überschüssigen Säuren einzulagern. Er transportiert sie dorthin, wo sie am wenigsten stören: in das Bindegewebe, in die Zellen, an die Gefäßwände, in das Auge, in die Gelenke, in die Muskulatur, in die Organe, in die Sehnen und Bänder sowie in und unter die Haut.

Da dieser Prozess der Selbstvergiftung so langsam vonstattengeht, wird er wenig beachtet. In der Tat lässt sich unser Körper auch lange Zeit nichts anmerken, doch mit zunehmendem Alter kann eine Übersäuerung zu den bekannten Zivilisationskrankheiten führen. Übrigens, nicht nur ein übergewichtiger Körper kann unter diesen Symptomen leiden, auch ein schlanker Körper kann stark übersäuert sein.

Die Selbstvergiftung stoppen

Dieser schleichende Selbstvergiftungsprozess kann durch eine vernünftige Ernährung verhindert werden. Dabei helfen Basen, die chemisch gesehen das Gegenteil der Säuren sind. Die basischen Stoffe sind in Gemüse, Salaten, Rohkost, Obst, Keimlingen und Kartoffeln enthalten. Sie sind fähig, den Überschuss an Säuren zu neutralisieren und aus dem Körper auszuscheiden. Der Körper verfügt auch über eigene Basenreserven. Sie sind Bestandteile unserer Knochen, Knorpel, Gelenke, Sehnen und Bänder. Werden bei den täglichen Mahlzeiten dem Körper nicht genügend basische Stoffe in Form von Vitaminen, Mineralstoffen, Enzymen und Spurenelementen zugeführt, holt er sich diese aus den eigenen Depots. Ganz langsam entmineralisiert sich so der Körper; Muskulatur und Knorpel bauen sich ab und die Knochen entkalken.

Die Hay'sche Trennkost reguliert das Säuren-Basen-Gleichgewicht, indem dem Körper hochwertige Vitamine, Mineralien und Enzyme zugeführt werden. Gleichzeitig findet eine schonende Entgiftung und Entsäuerung des Körpers statt.

Die natürliche Schwingung der Lebensmittel

Die tägliche Aufnahme von Vitaminen, Mineralstoffen, Spurenelementen und Enzymen ist die Grundlage für die Gesunderhaltung des Körpers und für seine Leistungsfähigkeit. Zum Beispiel ist ein roher Apfel wertvoller als fertig gekaufter Apfelbrei aus dem Glas. Das Gleiche gilt auch für Gemüse oder Getreide. Werden natürliche Lebensmittel industriell behandelt, verschönert oder haltbar gemacht, geht es immer auf Kosten der hochempfindlichen Vitamine oder Mineralien. Vollgestopft mit Zusatzstoffen wie Konservierungsstoffe, Antischimmelmittel, Geschmacksverstärker und Ähnliches, hat diese Nahrung ihre Lebendigkeit verloren.

Solchen Speisen fehlt das Licht in der Nahrung. In der Yogatheorie wird dieses nicht sichtbare Licht „Prana" genannt und stellt eine harmonische Schwingung dar. Diese ist auch in vielen anderen Harmonie- und Weisheitslehren bekannt, beispielsweise in Feng Shui, Qigong, Tái Chi, in der Bach-Blüten-Therapie oder in den Lehren vom Einfluss des Mondes. Danach besitzt alles um uns herum einen eigenen Schwingungskreis, der eine ständige Wirkung auf uns ausübt. Er ist in allen sichtbaren und nicht sichtbaren Objekten enthalten, z. B. in Klängen, Stimmen oder Farben. Ebenso steckt auch in der natürlichen Nahrung diese harmonische Schwingung.

In Fertiggerichten, Fast-Food- und Light-Produkten sind ebenfalls Schwingungen enthalten, aber nicht mehr in ihrer natürlichen und harmonischen Form. Diese wirken sich dementsprechend ungünstig auf die körperliche und geistige Verfassung jedes einzelnen Menschen aus. Viele werden aufgrund einer unnatürlichen Nahrung depressiv, schwermütig und stumpf. Andere reagieren aggressiv und sind leicht reizbar. So sind auch Missstimmungen und Krankheiten oftmals auf eine unausgeglichene Schwingung zurückzuführen.

Die gesunde Lebensmittelauswahl

Und so sollte die Lebensmittelauswahl bei der vollwertigen Trennkost aussehen: Bevorzugen Sie frische Salate, Rohkost, Gemüse, Obst, Vollkornerzeugnisse, Kartoffeln, Samen, Kerne, Nüsse, kaltgepresste Öle und dazu in kleinen Mengen Milchprodukte, Fisch und Fleisch. Nichts am Trennkostsystem ist kompliziert, im Gegenteil: Es ist sogar viel einfacher als die herkömmliche Zubereitung der üblichen Mahlzeiten. So werden statt drei Speisen – z. B. Kartoffeln, Fleisch und Gemüse – nur noch zwei Speisen zubereitet: Kartoffeln und Gemüse oder Fleisch und Gemüse.

Wenn es schnell gehen muss, können Paprika, Gurke, Tomate oder Kohlrabi einfach roh gegessen werden. Dazu passt ein Vollkornbrötchen und eventuell etwas Hüttenkäse. Sehr gut schmecken auch zwei frische Äpfel, dazu ein kleines Stück Käse. Die Speisen sollten lediglich harmonisch aufeinander abgestimmt werden, damit der Verdauungsprozess nicht behindert wird. Wenn Sie auf dem Gebiet der Trennkost noch Neuling sind, empfehle ich Ihnen, mit der Ernährungsumstellung langsam zu beginnen. Lassen Sie sich Zeit. Alles soll freiwillig geschehen. Bedenken Sie: Essen ist eine Lebensfreude und Trennkost soll eine Bereicherung Ihres Lebens sein.

Trennkost: Ein Neubeginn für Körper und Seele

Die Trennkost erfüllt die Forderung des Hippokrates: „Die Nahrung soll Euer Heilmittel sein!"

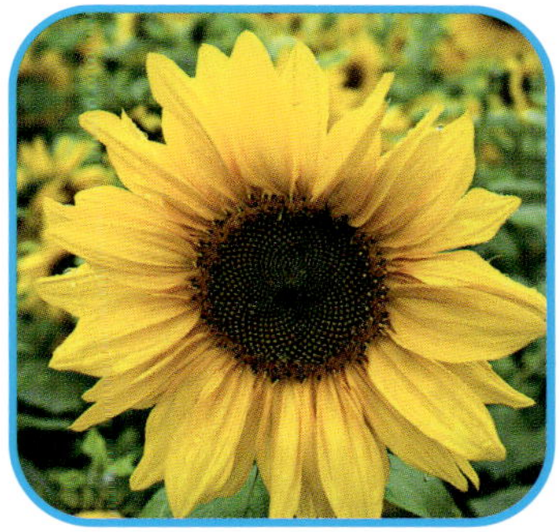

Fit mit Trennkost

Der Körper muss Tag für Tag einiges verkraften: Falsche Ernährung, unzureichende Bewegung, geringe Sauerstoffzufuhr, Stress und Hektik wirken belastend wie Alkohol, Nikotin oder Medikamente. Um gesund und leistungsfähig zu sein, will der Körper gepflegt und verwöhnt werden. Fangen Sie mit der inneren Pflege an. Versorgen Sie Ihre Zellen mit allen lebensnotwendigen Stoffen, damit Sie fit und gesund durchs Leben gehen können. Es ist erwiesen, dass Gesundheit und Wohlbefinden im erheblichen Maße von der richtigen Ernährung und der damit verbundenen Versorgung mit Nährstoffen, Vitaminen, Enzymen, Mineral- und Ballaststoffen abhängig sind. Lernen Sie die Vorteile der Trennkost kennen:

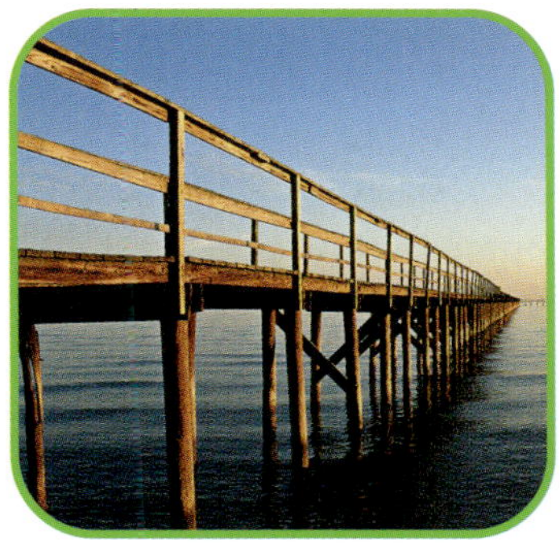

- bessere Verträglichkeit der Speisen
- Entlastung der inneren Organe
- Entgiftung und Entsäuerung des Gewebes
- Stärkung von Energie und Leistungskraft
- verbesserte Lebensfreude und natürlich
- gleichmäßige Gewichtsabnahme

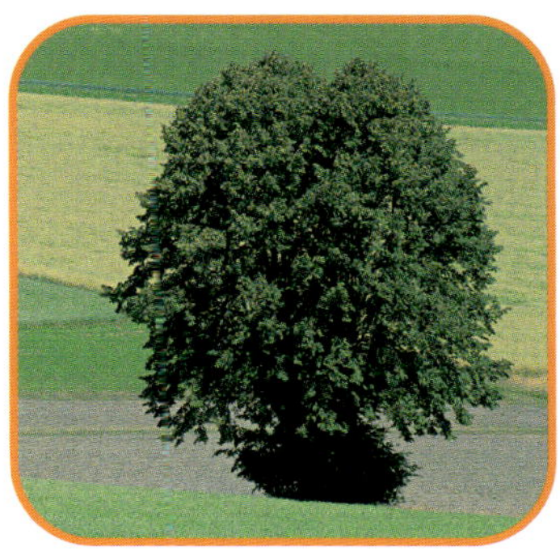

Besonders beliebt wurde die Trennkost wegen der einfachen und schnellen Zubereitung der Gerichte. Das Praktische daran ist, dass die ganze Familie mitessen kann. Wer nicht nach den Regeln der Trennkost essen möchte, ergänzt seine Mahlzeit einfach durch entsprechende Beilagen. Und da die Rezeptauswahl sehr groß ist, kann jeder seine eigene Geschmacksrichtung verfolgen.

Die Verträglichkeit der Speisen

Wir wissen aus der allgemeinen Vitamin- und Mineralstofflehre, dass sich gewisse Nährstoff-Zusammenstellungen in ihrer Wirkung behindern, aber auch verstärken können. So bestehen auch beim Essen gewisse Wechselbeziehungen und bei schlecht kombinierten Nahrungsmitteln kann der Körper mit Unverträglichkeiten reagieren, wohingegen gut kombinierte Speisen ein wohliges Gefühl hervorrufen.

Die Erklärung liegt in der Biochemie des Körpers, denn die unterschiedlichen Nahrungsmittel werden auch mit unterschiedlichen Verdauungssäften aufgespalten, zersetzt und verdaut. Dieser Akt der Verdauung ist für den Organismus eine schwere Arbeit und wird oft unterschätzt.

Die Kohlenhydrate werden zum Beispiel in einem basischen Milieu verdaut, die Eiweiße aber in einem sauren. So beginnt die Kohlenhydratverdauung schon im Mund durch die Einwirkung der Amylase, eines Enzyms im Speichel. Kohlenhydrate kommen reichlich in Getreide, Brot, Nudeln, Kartoffeln und Reis vor. Um die Vorverdauung durch die Amylase zu gewährleisten, ist gründliches Kauen sehr wichtig. Anhand eines kleinen Experiments können Sie die Vorverdauung selbst beobachten: Kauen Sie über einen längeren Zeitraum ein Stück trockenes Brot. Speicheln Sie es gründlich ein und nehmen Sie den zunehmenden süßlichen Geschmack wahr. Dieser entsteht, weil beim Kauen die im Brot enthaltene Stärke, also die Kohlenhydrate, aufgespalten wird. Dabei entstehen süß schmeckende Zucker.

Eiweiß dagegen wird im Mund noch nicht aufgespalten, denn hier fehlen die dafür nötigen sauren Säfte. Trotzdem ist auch bei den Eiweißmahlzeiten das intensive Kauen von größter Wichtigkeit, da Magen und Darm nicht über Zähne verfügen – aber trotzdem alles zerkleinern müssen. Eiweiß kommt in größeren Mengen in Fleisch, Fisch, Milch, Käse und Eiern vor. Um diese Speisen aufspalten zu können, produziert der Magen die Salzsäure und das Verdauungsenzym Pepsin.

Werden während einer Mahlzeit nun gleichzeitig reichlich Eiweiße und Kohlenhydrate zusammen gegessen, kann es zu Unverträglichkeiten kommen. Denn beim Verzehr von Eiweiß wird im Magen die Produktion von Salzsäure und Pepsin in Gang gesetzt. Diese Säfte behindern die Wirkung der Amylase aus dem Speichel und die Kohlenhydrate können nicht ausreichend aufgespalten werden. Isst man nur Kohlenhydrate, dann entstehen nur wenig saure Säfte im Magen und die Wirkung der Amylase bleibt besser erhalten. Die Kohlenhydrate können so besser verdaut werden.

Werden Nahrungsmittel stets falsch kombiniert und in zu großen Mengen verzehrt, dann kann es zu einer verzögerten und nicht ausreichenden Verdauung kommen. Liegen die unvollständig verdauten Nahrungsbestandteile dann zu lange im Darm, kommt es durch Wärme und Feuchtigkeit zu Gärung und Fäulnis. Die verfaulten Stoffe werden dann zur Leber transportiert, die alle diese Stoffe umbauen und entgiften muss. Diese starke Belastung des Darms und der Leber kann zu ernsthaften Komplikationen führen. Um dies zu vermeiden, teilte Dr. Howard Hay die Nahrungsmittel in verschiedene Gruppen ein.

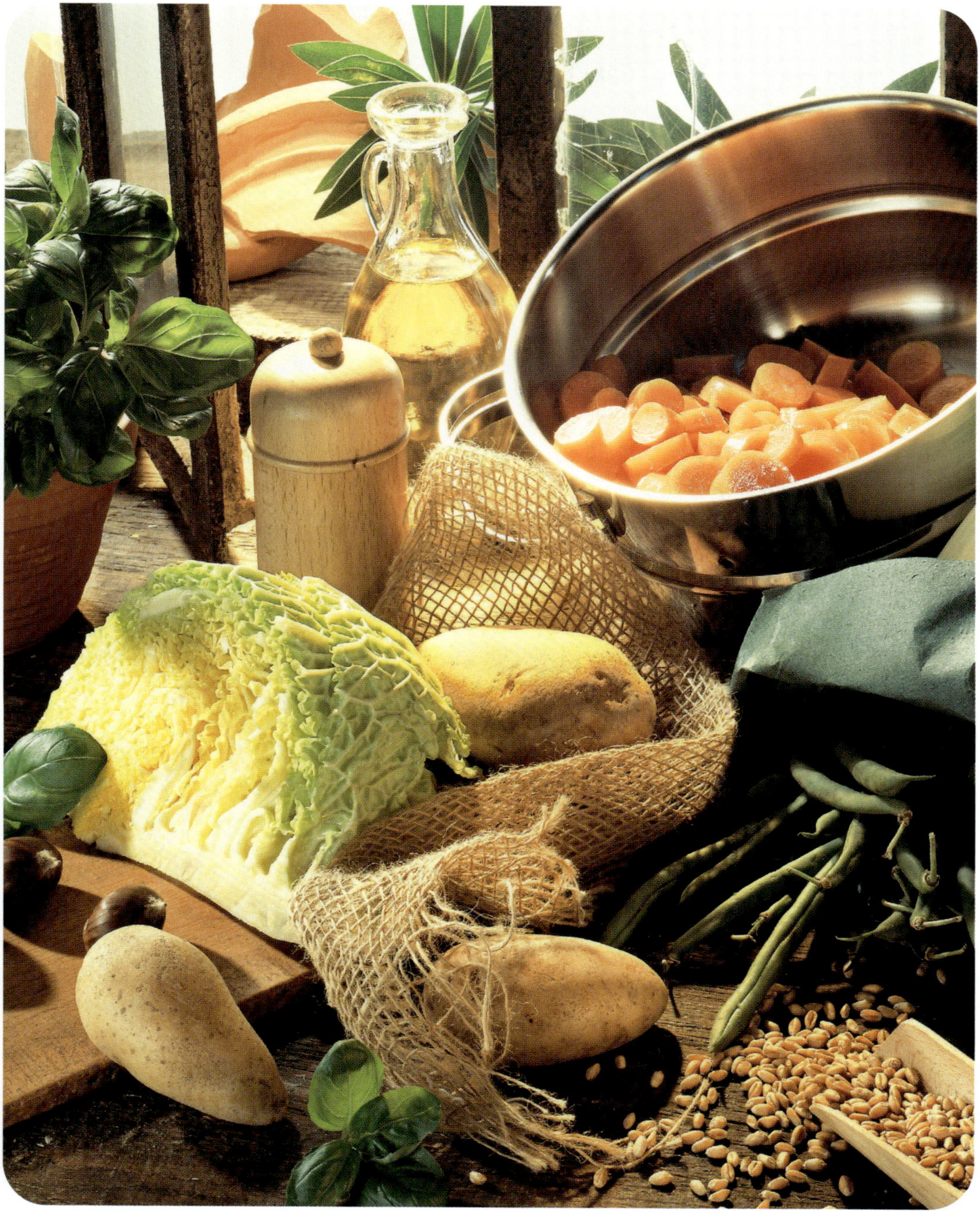

Trennkost – richtig kombinieren

E

N

K

Die folgende Aufstellung zeigt Ihnen, welche Nahrungsmittelgruppen gemeinsam eingenommen werden können.

Kombinieren Sie Lebensmittel aus der Kohlenhydratgruppe mit Lebensmitteln aus der neutralen Gruppe. Auch die Lebensmittel aus der Eiweißgruppe können Sie mit denen aus der neutralen Gruppe kombinieren. Nicht gemeinsam verzehren sollten Sie Lebensmittel aus der Eiweißgruppe mit denen aus der Kohlenhydratgruppe.

Empfehlenswert: Eiweißgruppe + neutrale Gruppe

Empfehlenswert: Kohlenhydratgruppe + neutrale Gruppe

Nicht empfehlenswert: ~~Kohlenhydratgruppe + Eiweißgruppe~~

Das Missverständnis um die neutralen Lebensmittel

Da es in der Vergangenheit Missverständnisse gab, was den Verzehr der neutralen Nahrungsmittel angeht, war es notwendig, den Trennungsplan besser zu erklären. Das Wort „neutral" verleiht diesen Lebensmitteln eine gewisse Unbedenklichkeit und viele glauben, hier ordentlich zugreifen zu können. Dabei bedeutet „neutral" nicht kalorienarm, sondern lediglich, dass diese Zutaten sowohl mit eiweißreicher als auch mit kohlenhydratreicher Nahrung verzehrt werden dürfen.

Zu häufig wurde bei verschiedenen neutralen Produkten, wie Sahne, Vollfettkäse, roher Schinken, Räucherlachs oder klare Schnäpse, übermäßig zugegriffen. Diese Lebensmittel dienen aber nur der Bereicherung und geschmacklichen Verfeinerung der Mahlzeiten und sollten daher nur in kleinen Mengen auf dem Speiseplan stehen. Darum wurden die Lebensmittel der neutralen Gruppe unterteilt in zwei Gruppen:

Gruppe 1: Diese Lebensmittel nur sparsam verwenden

Gruppe 2: Diese Lebensmittel können ohne Begrenzung verzehrt werden

Die Aufteilung der neutralen Kost in zwei Untergruppen hat ihren Grund nicht nur in der höheren Kalorienzahl, sondern vor allem im Fett- und Salzgehalt bestimmter Nahrungsmittel. Ein Beispiel: Sie essen zwei Scheiben Vollkornbrot, gut belegt mit Butter und rohem Schinken. Die Butter und der Schinken zählen beide zur neutralen Kost. Diese kleine Mahlzeit ist, abgesehen von den Kalorien, gehaltvoller als mancher glaubt. Denn sie enthält den gesamten Tagesbedarf an Salz, wodurch vermehrt Wasser im Körper gebunden wird. Die Folgen von zu hohem Salzkonsum können Wasseransammlungen im Gewebe sein. Auch ein Austrocknen der Nieren ist nicht auszuschließen. Letztendlich werden Herz und Kreislauf unnötig belastet. Dies alles geht auf Kosten der Gesundheit und bedeutet gleichzeitig Energieverlust. Richtiger wäre es daher, Butter und Schinken zu reduzieren und zusätzlich vorab einen großen Teller der ebenfalls neutralen Lebensmittel Salat oder Gemüse zu essen.

Der frische Salat oder das Gemüse bewirkt eine Körperreinigung und zusätzliche Auffüllung der Basendepots. Salat und Gemüse enthalten neben anderen wertvollen Stoffen sehr viel Kalium, den natürlichen Gegenspieler von Natrium. Die Nierentätigkeit steigt dadurch und es wird vermehrt Wasser ausgeschieden. Mit dem verlorenen Wasser sinkt gleichzeitig das Gewicht.

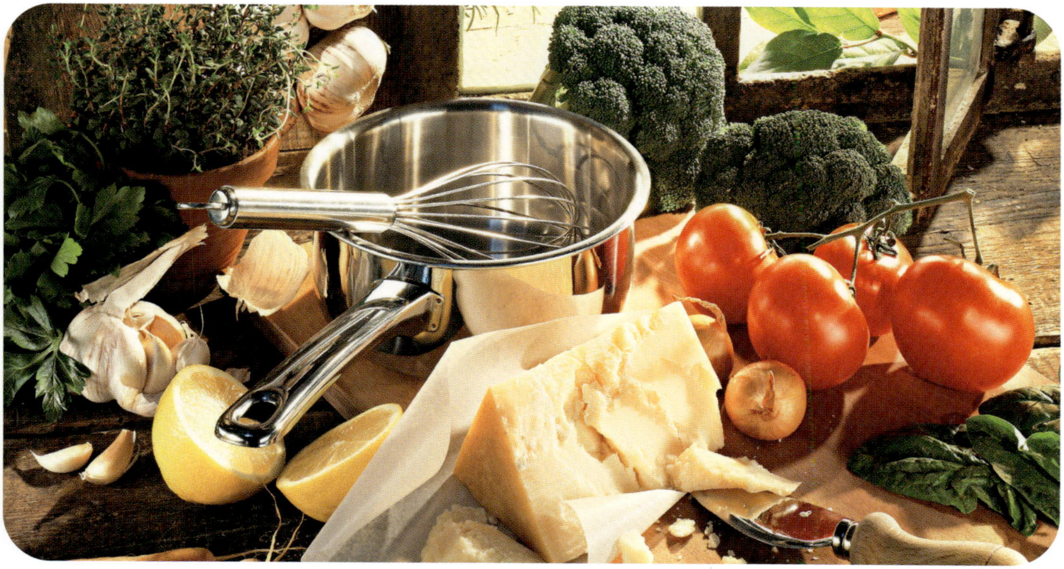

Der große Trennungsplan

Überwiegend eiweißhaltige Lebensmittel

Eiweißhaltige Speisen nur mit neutralen Lebensmitteln (aus Gruppe 1 und 2) verbinden

Gegarte Fleisch- und Wurstsorten,

jedoch Schweinefleisch bitte meiden

Bratenfleisch, Steaks, Rouladen, Schnitzel, Gulasch, Hackfleisch vom Rind, Rindsbratwurst, Rindswurst, Geflügelwurst, Corned Beef, Kalb, Lamm, Geflügel, Gans, Ente, Wild, Fleischfond

Gegarte Fischsorten und Krustentiere

Brasse, Flunder, Forelle, Hering, Heilbutt, Kabeljau, Krebs, Lachs, Langusten, Rotbarsch, Scholle, Seelachs, Seeteufel, Steckmuscheln, Thunfisch, Tintenfisch unpaniert, Fischfond

Eier

Eier in jeder Form und Zubereitungsart: gefüllte und gekochte Eier, Omelette, pochierte Eier, Rühr- und Spiegeleier

Milch

Alle Trinkmilchsorten, egal welche Fettstufe

Käse

Alle erhitzten Käsesorten wie z. B. Allgäuer Bergkäse, Bel Paese, Biarom, Bierkäse, Blue Stilton, Bonbel, Burlander, Butterkäse, Cantadou, Cantal, Cheddar, Chester, Chorherrenkäse, Danbo, Donautaler, Edamer, Esrom, Fol Epi, Fontal, Gorgonzola, Gouda, Grünländer, Harvarti, Höhlenkäse, Illertaler, Jausenkäse, Maasdamer, Mondseer, Moosbacher, Münsterkäse, Old Amsterdam, Original Sennkäse, Paladin, Pecorino, Pikantje von Gouda, Rottaler, Salzburger Bauernkäse, Steppenkäse, Tilsiter, Trappistenkäse

Getränke

Obstsäfte, Apfelwein, herber Weiß-, Rot- und Roséwein, trockener Sekt

Obst

Einheimische Sorten: Äpfel, frisch und saftig, Aprikosen, Birnen, Brombeeren, Erdbeeren, Himbeeren, Johannisbeeren, Kirschen, Mirabellen, Nektarinen, Pfirsiche, Pflaumen, Quitten, Reineclauden, Rhabarber, Sauerkirschen, Stachelbeeren, Weintrauben

Zitrusfrüchte und exotische Obstsorten: Ananas, Granatäpfel, Grapefruits, Kakis, Kiwis, Kumquats, Limetten, Litschis, Mandarinen, Mangos, Orangen, Papayas, Passionsfrüchte, Zitronen

Sonstiges

Gekochte Tomaten, Essig, Balsamico- und Himbeeressig

Neutrale Lebensmittel

Die Neutralen sind in 2 Gruppen unterteilt – nach Säure bildender und Basen bildender Kost.

Neutrale Lebensmittel, Gruppe Teil 1 (Säurebildner)
Die Lebensmittel aus Teil 1 nicht zu üppig verwenden.

Fette

Kaltgepresste Öle, Butter, ungehärtete Margarine und Plattenfette

Gesäuerte Milchprodukte

Joghurt, Buttermilch, Dickmilch, Kefir, Quark, saure Sahne, süße Sahne, Crème fraîche, Kaffeesahne

Sojaprodukte

Sojamilch, -creme, -sahne, Sojafleisch, Tofu

> Tofu, Soja und Sojamilch zählten bisher zu den Eiweißen, aber nach den neuesten Erkenntnissen gehören sie in die Gruppe der Neutralen. Durch die Gerinnung haben diese bereits ihre erste Verstoffwechslung hinter sich und stören somit nicht den Verdauungsablauf.

Käse

Alle Käsesorten, die aus naturbelassener roher Milch geschöpft und hergestellt werden, sind durch Milchsäurebakterien gesäuert, damit leichter verdaulich und zählen zu den Neutralen. Bei pasteurisierten Käsesorten fehlt oftmals die natürliche Säuerung, dadurch sind diese etwas schwerer verdaulich und zählen zu den Eiweißen.

Hartkäse: Beaufort, Caciocavallo, Comté, Fiore Sardo, Grana Padano, Greyerzer, Grüntener, Idiazàbal, Jurassic, Kefalotyri, Manchego, Montasio, Original Parmesan, Provolone, Sbrinz Switzerland, Urtaler. Diese Sorten eignen sich frisch gerieben gut zu Nudelgerichten.

Schnittkäse: Allgäuer Emmentaler, Appenzeller, Asiago Pressato, Fontina, Halloumi, Majorero, Morbier, Pyrenäenkäse, Schweizer Raclette, Rahmgouda, Reblochon de Savoie, Salers, Thurgauer, Tomme de Savoie, Wörishofener.
Diese Sorten eignen sich gut als Brotbelag und zum Überbacken.

Weichkäse: Amalthée, Banon Chèvre, Brie de Meaux, Brocciu, Cabrales, Camembert, Chaource, Coulommiers, Epoisses, Feta, Fromage Hansi, Liptauer, Mont d'or, Munster Géromé, Pouligny Saint-Pierre, Roquefort, Sant Albray, Ziegenmünster.
Diese Sorten eignen sich gut als Brotbelag.

Sauermilch- und Frischkäse: Bresso (egal welche Fettstufe), Frischkäse, Handkäse, Harzer Roller, Hüttenkäse, Korbkäse, Mainzer, Mascarpone, Mozzarella, Olmützer Quargel, Picandou Fermier, Ricotta, Robiola Osella, Schafskäse, Tiroler Graukäse, Ziegenkäse.
Diese Sorten eignen sich gut als Brotbelag, teils zu Pellkartoffeln, teils auch zum Überbacken.

Rohe luftgetrocknete oder roh geräucherte Wurstwaren

Bündner Fleisch, Salami, Debrecziner, Lachsschinken, roher Schinken

Neutrale Lebensmittel

Rohes Fleisch

Tatar: Rohes Fleisch nur ganz frisch verwenden und nicht zu häufig verzehren.

Fisch

Roh, mariniert: Bismarckhering, Lachs gebeizt, Matjeshering, Sardellen
Geräuchert: Aal, Bückling, Forelle, Heilbutt, Lachs, Makrele, Schillerlocken

Nüsse und Samen

Haselnüsse, Kokosnuss, Leinsamen, Mandeln, Mohn, Sesam, Sonnenblumenkerne, Walnüsse. Erdnüsse meiden, sie sind schwer verdaulich.

Essig und Essigersatz

Vergorenes Molkekonzentrat (Molkosan), Obstessig, Brottrunk, Feigen-Balsamico und sehr alte Balsamico-Essige

> Feigen-Balsamico oder sehr alte Balsamico-Essige haben aufgrund ihrer langen Lagerung ihre übermäßige Säure verloren und zeigen nun eine basische Reaktion. Darum können sie, ebenso wie der Obstessig, gut zusammen mit Kohlenhydraten genossen werden.

Klare hochprozentige Spirituosen

Korn, Wacholder, klarer Obstbrand

Sonstiges

Rosinen, Oliven, Eigelb, Hefe, frische Kokosmilch, Gemüsebrühe

Neutrale Lebensmittel,
Gruppe Teil 2 (Basenbildner)

Neutrale Lebensmittel aus Teil 2 können ohne Mengenbegrenzung verzehrt werden.

Gemüse

Auberginen, Artischocken, Avocados, Brokkoli, Blumenkohl, grüne Bohnen, Chicoée, Chinakohl, grüne Erbsen, Fenchel, Grünkohl, Gurken, Knoblauch, Knollensellerie, Kohlrabi, Kürbis, Lauch, Mais frisch, Mangold, Melonen, Möhren, Okra, Palmherzen, Paprikaschoten, Peperoni, Radieschen, Rettich, rote Beten, Rosenkohl, Rotkohl, Sauerkraut, Schwarzwurzeln, Spargel, Spinat, Spitzkohl, Staudensellerie, rohe Tomaten, Topinambur, Weißkohl, Wirsing, Zucchini, Zwiebeln

Blattsalate

Bataviasalat, Eichblattsalat, Eisbergsalat, Endiviensalat, Feldsalat, Friséesalat, Kopfsalat, Lollo biondo, Lollo rosso, Radicchio, Rauke/Rucola, Römischer Salat

Pilze

Austernpilze, Champignons, Egerlinge, Morcheln, Pfifferlinge, Shiitake-Pilze, Steinpilze oder andere Waldpilze, Trüffeln

Sprossen und Keime

Alfalfasprossen, Mungobohnensprossen, Radieschensprossen oder andere Keimlinge

Geliermittel

Agar-Agar, Biobin, Gelatine (tierisches Produkt)

Sonstiges

Kräuter, Gewürze (Meerrettich, Pfeffer, Senf, Zitrusschale), Kräutertees, Malzkaffee, Naturmolke, Heidelbeeren, Stevia

Überwiegend kohlenhydrathaltige Lebensmittel

Kohlenhydrathaltige Speisen nur mit neutralen Lebensmitteln (aus Gruppe 1 und 2) verbinden.

Vollkorngetreide und Vollkornerzeugnisse

Amaranth, Buchweizen, Bulgur, Dinkel, Gerste, Grünkern, Hafer, Hirse, Quinoa, Roggen, Weizen, Getreideflocken, Vollkornbrot, Vollkornbrötchen, Kuchen und Gebäck aus Vollkornmehl, Vollkornnudeln, Hartweizennudeln ohne Ei, Naturreis, Parboiled Reis

Obst

Abgelagerte Äpfel, Bananen, frische Datteln, frische Feigen, ungeschwefeltes Trockenobst

Süßungsmittel

Agavendicksaft, Ahornsirup, Birnen- und Apfeldicksaft, Fruchtzucker, Frutilose, Honig, Stevia
Diese Süßungsmittel dürfen alle in kleinen Mengen auch zum Abschmecken von Eiweißgerichten verwendet werden.

Sonstiges

Bier, Kartoffelstärke, getrocknete Pilze, getrocknete Tomaten

Diese Nahrungsmittel bitte meiden

Fertiggerichte und Konserven: Kleine Abweichungen sind erlaubt. So sind z. B. Tomaten aus der Dose erheblich gesünder als Wintertomaten aus dem Treibhaus. Dosentomaten werden in der Hauptsaison vollreif verarbeitet. Dadurch enthalten sie erheblich mehr vom gesunden roten Farbstoff „Lycopin". Dieser Stoff gehört zur Gruppe der Carotinoide und ist bekannt für seine zellschützende Wirkung. Frische Tomaten enthalten 5,8 mg Lycopin pro 100 g; Konserventomaten satte 14 mg/100 g. In konzentriertem Tomatenmark stecken sogar 42 mg auf 100 g. Auch Mineralstoffe wie Magnesium, Kalium und Calcium sind in Dosentomaten noch erhalten, doch das Vitamin C und die B-Vitamine bleiben beim Konservieren leider auf der Strecke.

Polierten Reis und **weißes Mehl** und die daraus hergestellten Produkte, z. B. süße und pikante Backwaren sowie helle Nudeln. Vollkornnudeln sind nicht jedermanns Geschmack. Die Alternative dazu: Hartweizennudeln ohne Ei

Zucker, Süßstoffe und daraus hergestellte Produkte, z. B. Süßwaren, Marmeladen und Gelees

Schweinefleisch und Schweinefleischerzeugnisse wie Wurst und Schinken

Gehärtete Fette, z. B. normale Margarine, feste, weiße Frittier- und Bratfette (Plattenfette)

Bohnenkaffee, schwarzen Tee und Kakao in großen Mengen

Hochprozentige **Spirituosen**

Trennkost in der Praxis

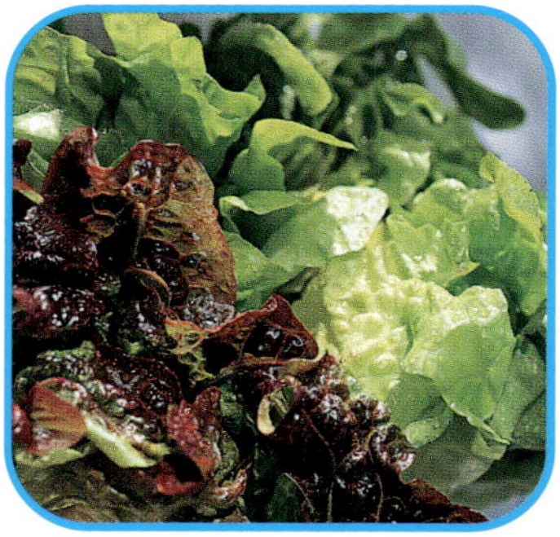

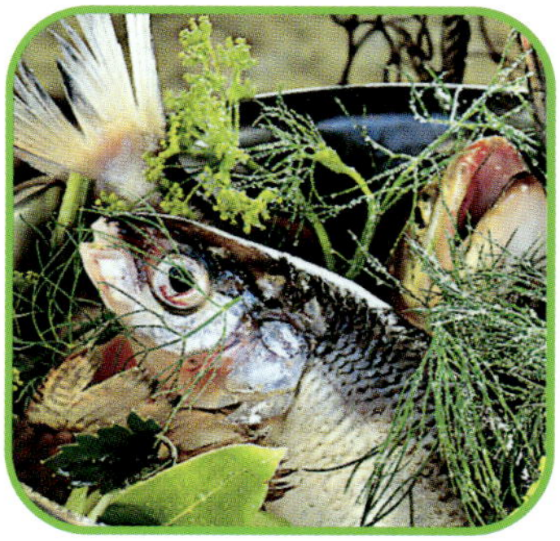

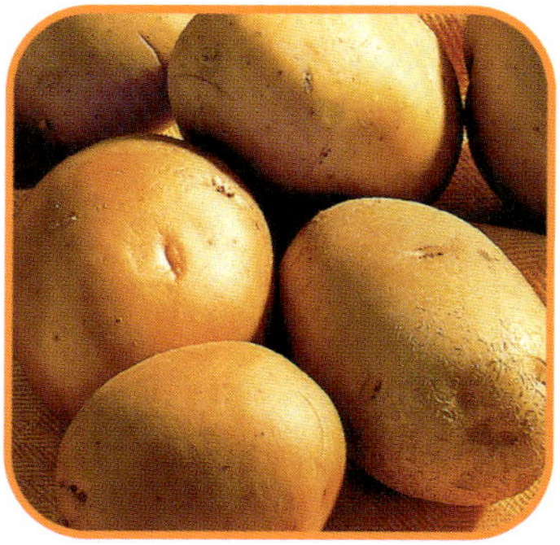

Im folgenden Kapitel erkläre ich Ihnen, wie einfach die Trennkost im täglichen Leben aussehen kann.

Umstellen auf Trennkost: der Umschalttag

Bevor Sie Ihre Ernährung auf Trennkost umstellen, sollten Sie einen Umschalttag einlegen. Dieser dient der Anregung des Stoffwechsels und auch der Entgiftung. Trinken Sie an diesem Tag besonders viel. Geeignet sind dafür natriumarmes stilles Mineralwasser sowie Tee (Früchte- und Kräutertee). Nachfolgend finden Sie drei verschiedene Vorschläge für den Umschalttag. Wählen Sie nach Belieben aus. Übrigens, bei allen Beispielen (außer beim Obsttag) können Sie morgens noch eine Kleinigkeit frühstücken.

Gemüse-Salat-Tag: Essen Sie an diesem Tag Salat und/oder Gemüse der Saison in roher oder leicht gedünsteter Form. Die Menge dieser Lebensmittel richtet sich dabei ganz nach Ihrem persönlichen Appetit. Nach Belieben können Sie zum Würzen etwas Kräutersalz und zum Dünsten etwas Öl verwenden.

Obsttag: Bis zum Nachmittag können Sie an diesem Tag frische Früchte der Saison aus der Eiweißgruppe essen. Die Menge richtet sich auch hier nach Ihrem Appetit. Ab 17:00 Uhr stehen dann noch 2 mittelgroße Bananen oder 2 mittelgroße Pellkartoffeln auf Ihrem Speiseplan.

Kartoffelgemüsesuppen-Tag: An diesem Tag gibt es eine Suppe aus drei Kartoffeln, einer Zwiebel, einer großen Stange Lauch, einem Stück Knollensellerie und drei Möhren. Das exakte Gewicht spielt hier keine Rolle. Und so wird die Suppe zubereitet: Putzen Sie das Gemüse, waschen und zerkleinern Sie es. Dann geben Sie es in einen großen Topf, füllen mit Wasser auf und fügen nach Belieben frische, gehackte Kräuter und Gewürze (z. B. Petersilie, Majoran, Liebstöckel, Kümmel und Knoblauch) hinzu. Anschließend wird alles zugedeckt bei mittlerer Temperatur gegart, bis das Gemüse weich ist. Zum Schluss können Sie die Suppe mit etwas Gemüsebrühe abschmecken. Die Suppe dann über den Tag verteilt essen.

Frühstück

Beginnen Sie den Tag mit einem Obstfrühstück, einem Müsli, einem Eiergericht oder einem Brot mit Belag.

Wenn Sie morgens gerne **Obst** essen möchten, empfiehlt Dr. Hay, möglichst bei einer Sorte beziehungsweise bei artverwandten Früchten zu bleiben. Zum Beispiel Pfirsiche und Nektarinen, Apfelsinen und Mandarinen, bei Beerenobst Himbeeren, Erdbeeren, Brombeeren, bei Steinobst Mirabellen und Pflaumen usw. Diese zu den Eiweißen gehörenden Obstsorten sollte man nicht mit kohlenhydratreicher Kost mischen, da diese Kombinationen Unverträglichkeiten verursachen können.

Möchten Sie zum Frühstück lieber ein **Müsli** essen, dann geben Sie statt frischer Milch besser ein gesäuertes Milchprodukt hinzu, wie zum Beispiel Joghurt, Buttermilch, Kefir oder mit Wasser verdünnte Sahne. Zusätzlich können Sie das Müsli mit Nüssen, Rosinen, Honig, Banane oder mit einem abgelagerten Apfel anreichern.

Sie können sich auch **Spiegel- oder Rühreier** braten, dann aber kein Brot, sondern besser Tomaten, Gurken, Paprikaschoten oder Radieschen dazu essen.

Wenn Sie zum Frühstück lieber **Brot** essen möchten, dann achten Sie auch hier auf eine harmonische Zusammenstellung. Wählen Sie dazu aus dem Trennungsplan etwas aus der neutralen Gruppe aus. Da es keine hundertprozentige Trennung von eiweißhaltigen und kohlenhydrathaltigen Lebensmitteln gibt, kann man das Brot mit kleinen Mengen Wurst oder Käse belegen. Ebenfalls möglich sind süße Brotaufstriche, zum Beispiel Hagebuttenmus oder Marmelade aus Heidelbeeren.

Wenn Sie zum Frühstück auf **Kaffee** oder **schwarzen Tee** nicht verzichten möchten, dann sollte die Säure mit etwas Kaffeesahne oder Sojamilch gemildert werden.

1. Zwischenmahlzeit

Etwa 2 bis 3 Stunden nach dem Frühstück ist es sinnvoll, eine kleine Zwischenmahlzeit einzulegen. Hier bietet sich frisches säurereiches Obst an, wie zum Beispiel Ananas, Apfelsine, Erdbeeren, ein frischer saftiger Apfel oder eine Birne. Sie können aber auch in beliebiger Menge Möhren, Paprika, Gurke oder ähnliches rohes Gemüse essen, einen Joghurt zu sich nehmen oder ein Glas Buttermilch trinken.

Mittagessen

Mittags können Sie unter einer Eiweiß- **oder** einer Kohlenhydratmahlzeit auswählen. Wichtig ist, egal ob Sie eine Eiweiß- oder Kohlenhydratmahlzeit bevorzugen, dass Sie vor oder zu der Mahlzeit einen Teller Salat, Rohkost oder Gemüse essen. Nach dem Mittagessen sollten Sie Ihrem Magen eine Pause von etwa 3 bis 4 Stunden gönnen und in dieser Zeit nichts essen.

Trinken Sie vor dem Mittagessen in kleinen Schlucken noch ein großes Glas Wasser oder Tee. Zum Mittagessen selbst sollten Sie nichts trinken, da jedes Getränk die Verdauungssäfte im Magen verdünnt und die Verdauung so gestört und verzögert wird.

Wenn Sie sich für eine **Eiweißmahlzeit** entscheiden, dann haben Sie die Wahl zwischen Fleisch, Fisch, Käse oder Ei. Bevorzugen Sie beim Einkauf von Fleisch die mageren Sorten, zum Beispiel Geflügel. Vermeiden Sie größere Mengen Fleisch, insbesondere Schweinefleisch und die daraus hergestellten Produkte. Legen Sie eventuell 2 bis 3 fleischlose Tage in der Woche ein, um einer Übersäuerung des Gewebes mit den damit verbundenen Stoffwechselstörungen vorzubeugen.

Wenn Sie sich mittags für eine **Kohlenhydratmahlzeit** entscheiden, dann können Sie unter Gerichten mit Getreide, Nudeln, Reis oder Kartoffeln wählen.

Zu besonderen Gelegenheiten oder festlichen Anlässen kann man zur Eiweißmahlzeit ein Glas trockenen Wein, Sekt, Cidre oder Apfelwein und zur Kohlenhydratmahlzeit ein Glas Bier trinken.

2. Zwischenmahlzeit

Am Nachmittag sinkt bei fast allen Menschen der Blutzuckerspiegel. Essen Sie jetzt eine reife Banane oder 2 Esslöffel Haferflocken mit Kefir. Süßen Sie die Haferflocken mit Honig und ein paar Rosinen. Oder wählen Sie ein Dessert aus dem Rezeptteil.

Abendessen

Speziell am Abend empfiehlt es sich, leicht verdaulich zu essen. Ein leichter Kohlenhydratimbiss fördert das Schlafhormon Melatonin, erleichtert so das Einschlafen und sorgt für einen erholsamen Schlaf. Auch hier sollte die Beilage aus Gemüse oder Salat nicht fehlen. Wenn Sie am Abend keine rohen Salate mehr vertragen, dann können Sie diese in etwas Butter oder Öl leicht dünsten.

Natürlich können Sie auch eine Eiweißmahlzeit wählen. Neuere Abnehmmethoden empfehlen, am Abend eiweißreich zu essen, um über Nacht die Fettreserven angreifen zu können. In Hinsicht auf den Blutzuckerspiegel und die Gewichtsabnahme hat dies durch das Ausbleiben des Insulinsanstiegs sicherlich Sinn. Entscheiden Sie selbst nach eigener Verträglichkeit.

Bei der Trennkost kommt es nach den Mahlzeiten nicht zu einem Leistungsknick. Auch nach einer reichhaltigeren Mahlzeit bleibt man frisch und fit. Ganz anders bei einer gemischten Kost, bei der man etwa 20 Minuten nach dem Essen von einer bleiernen Müdigkeit befallen wird.

Empfehlenswerte Essenszeiten und -pausen

Mahlzeit	Essenszeit	Essenspause danach
Frühstück	8:00 Uhr	2–3 Stunden
1. Zwischenmahlzeit	11:00 Uhr	1 1/2 Stunden
Mittagessen	12:30 Uhr	3–4 Stunden
2. Zwischenmahlzeit	16:00 Uhr	2 Stunden
Abendessen	18:00–20:00 Uhr	bis zum Frühstück

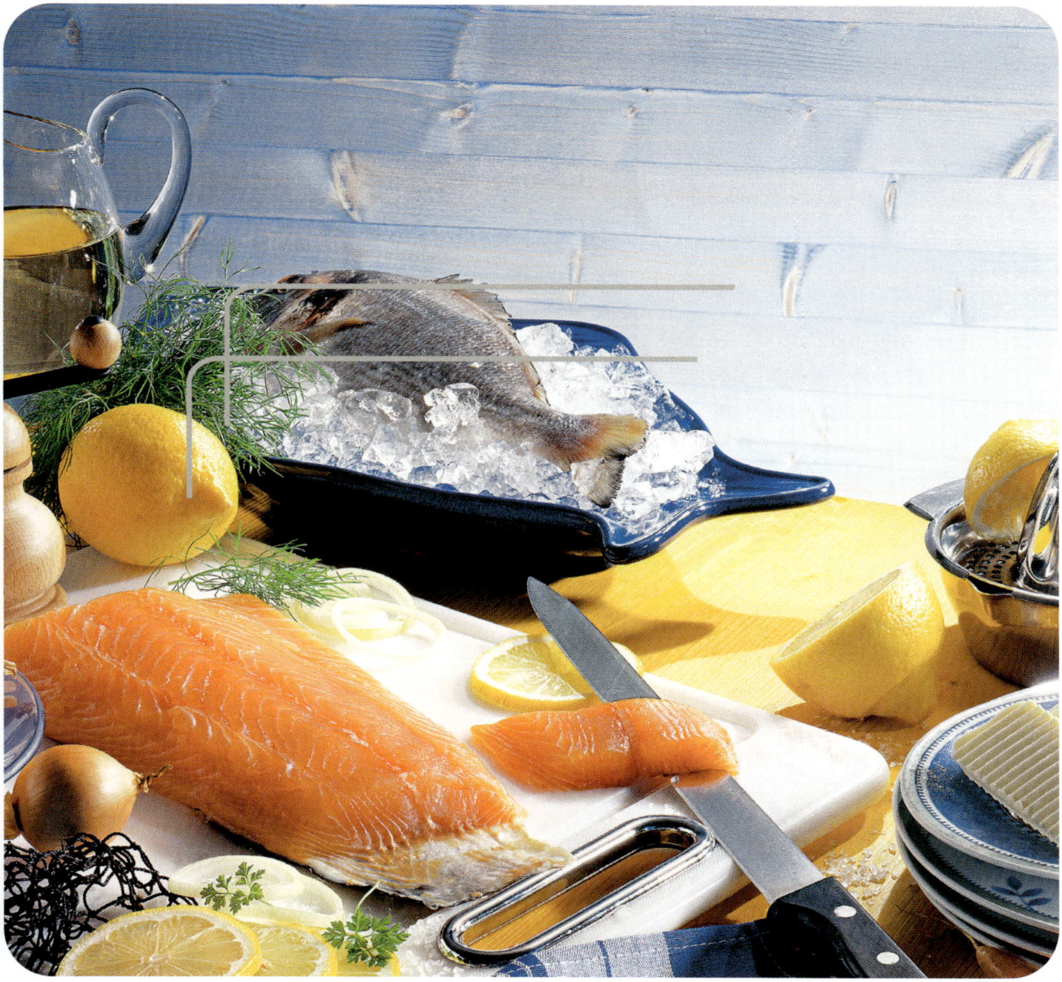

Mengenplan für 1 Person

Dieser Plan zeigt Ihnen, wie ein Tag mit der Trennkost aussehen sollte. Sie sehen, was und wie viel Sie beispielsweise zum Frühstück oder am Mittag essen können und in welchen ungefähren zeitlichen Abständen die verschiedenen Mahlzeiten eingenommen werden sollten. Die Gewichtsangaben sowie die Uhrzeiten auf dem Mengenplan sind nur Richtwerte und sollten Ihrem individuellen Tagesrhythmus angepasst werden.

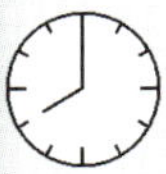

1 Glas (etwa 200 ml) natriumarmes stilles Mineralwasser

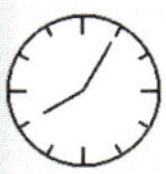

Frühstück
Wählen Sie zwischen einer Kohlenhydrat-, einer Eiweiß- und einer Obstmahlzeit.

Kohlenhydratmahlzeit

	1 Scheibe Vollkornbrot (50 g)
oder	1 Vollkornbrötchen
oder	3 Scheiben Vollkornknäckebrot dünn mit Butter oder Margarine bestreichen
	dazu:
	30 g Wurst (ca. 3 dünne Scheiben)
oder	30 g Käse ab 60 % Fett i. Tr. (ca. 1 Scheibe)
oder	50 g Quark (ca. 2 EL)
oder	2 TL Honig

Eiweißmahlzeit

2 Eier (als Spiegeleier, Rühreier, gekocht, im Glas oder andere Zubereitungsarten), dazu Tomaten, Gurken, Paprikaschoten, Radieschen oder ein anderes neutrales Gemüse, aber kein Brot

Obstfrühstück

frisches Obst der Saison in beliebiger Menge. Mischen Sie fruchtsäurehaltige Obstsorten aber nicht mit Bananen, Datteln oder Feigen.
Wer auf seinen Kaffee oder schwarzen Tee nicht verzichten möchte, sollte ihn mit Kaffeesahne, eventuell auch mit etwas Honig oder Stevia verfeinern.

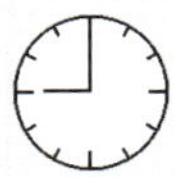

1 großes Glas Tee oder stilles Mineralwasser

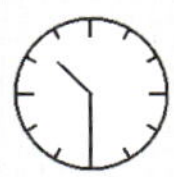

1 großes Glas Tee oder stilles Mineralwasser

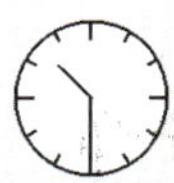

Zwischenmahlzeit

	200 g Obst der Saison
oder	250 ml frische Milch
oder	angesäuerte Milchprodukte
oder	100 g Obst, dazu 125 ml Milch oder angesäuerte Milchprodukte
oder	Rohkost in beliebiger Menge

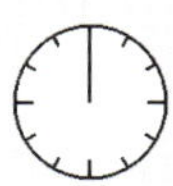

1 großes Glas Tee oder stilles Mineralwasser

Mittagessen und Abendessen

Sie haben jeweils die Wahl zwischen einer Eiweiß- und einer Kohlenhydratmahlzeit.

Eiweißmahlzeit

	150–180 g Fleisch
oder	150–200 g Fisch
oder	2 Eier
oder	60 g Käse
oder	100 g gegarte Wurstsorten
	dazu: 400 g neutrales Gemüse und Salat

Kohlenhydratmahlzeit

	50 g Getreide
oder	60 g Naturreis (roh gewogen)
oder	90 g Vollkornnudeln ohne Ei (roh gewogen)
oder	200 g Kartoffeln
	dazu: 400 g Gemüse und Salat

Zusätzlich zu den Zutaten für die Eiweiß- oder Kohlenhydratmahlzeit können Sie kleine Mengen Butter, Margarine, Öl oder Sahne verwenden. Sie sind alle neutral und passen immer dazu. Während einer Hauptmahlzeit sollte man nichts trinken, da die Verdauungssäfte dadurch verdünnt werden. Falls Sie nicht darauf verzichten wollen, trinken Sie die Flüssigkeit nur in kleinen Schlucken.

1 großes Glas Tee oder stilles Mineralwasser

1 großes Glas Tee oder stilles Mineralwasser

1 großes Glas Tee oder stilles Mineralwasser

Zwischenmahlzeit

	1 Banane
oder	1 Müsliriegel ohne Zucker
oder	1 Portion süßes oder pikantes Gebäck
oder	1 Scheibe Knäckebrot mit Honig
oder	2 EL Quark mit 1 TL Honig
oder	1 EL Vollkornhaferflocken und 1 Becher Joghurt
oder	200 g angesäuerte Milchprodukte (keine Frischmilch trinken, da sie nachmittags schwerer verdaulich ist)
oder	200 g Obst der Saison
oder	Rohkost in beliebiger Menge

1 großes Glas Tee oder stilles Mineralwasser

Die schnelle Trennkost-Küche

Trotz knapper Zeit ein schmackhaftes und gesundes Essen auf den Tisch zu bringen ist bei der Trennkost kein Problem, man muss nur wissen, wie. In diesem Abschnitt finden Sie viele nützliche Tipps, wie Sie Zeit sparen können und wie Sie sich das Kochen nach den Trennkostregeln vereinfachen können.

Salate – im Nu fertig: Eine schnelle und unkomplizierte Mahlzeit ist z. B. ein Salat. Den Salat mit Hähnchen und Avocado (Seite 81) können Sie ganz nach Lust und Geschmack variieren. Das Grundrezept besteht hier immer aus den gleichen Salatsorten. Diese können Sie natürlich je nach Saison und Geschmack verändern. Nehmen Sie zum Beispiel Salatgurke, Eisbergsalat, Tomaten, Paprika und Radieschen. Von der Salatsauce bereiten Sie gleich die doppelte Menge auf Vorrat zu. Den Pfiff erhält so eine Salatgrundmischung dann durch die abwechslungsreichen Zutaten, wie gebeizter oder gebratener Lachs, Shrimps, Schafskäse, Mozzarella oder gekochte Eier, mit denen der Salat immer wieder eine andere Geschmacksnote bekommt.

1-mal kochen – 2-mal essen: Planen Sie beim Kochen schon die nächste Mahlzeit mit ein, indem Sie Pellkartoffeln, Nudeln oder Reis in doppelter Menge garen.

Bei Gemüse können Sie es sich ebenfalls leicht machen: Blumenkohl, grüne Bohnen, Möhren, Spargel oder andere Gemüsesorten, in doppelter Menge zubereitet, können einmal als warme Mahlzeit genossen werden, der Rest findet als Salat oder Suppeneinlage bei der nächsten Mahlzeit Verwendung.

Trennkost am Arbeitsplatz

Gerade am Arbeitsplatz, wo für aufwendige Essenszubereitung keine Zeit ist, sind schnelle Gerichte sehr gefragt. Aber trotz aller Eile sollten Sie die gesunde Ernährung auch hier nicht vernachlässigen. Wahllos irgendetwas in sich hineinzustopfen macht unzufrieden und oft müde. Steigen Sie auch am Arbeitsplatz vom schnellen Snack aus der Tüte oder von der Imbissbude um auf Trennkostmahlzeiten. Diese Speisen befriedigen und bewirken nach dem Essen kein Leistungstief. Sie werden es sehr schnell spüren: Mithilfe dieser Ernährungsumstellung lässt sich auch die zweite Tageshälfte mit Schwung und guter Laune bewältigen. Es ist gar nicht schwer, gesundes Essen und den Arbeitsplatz miteinander zu vereinbaren.

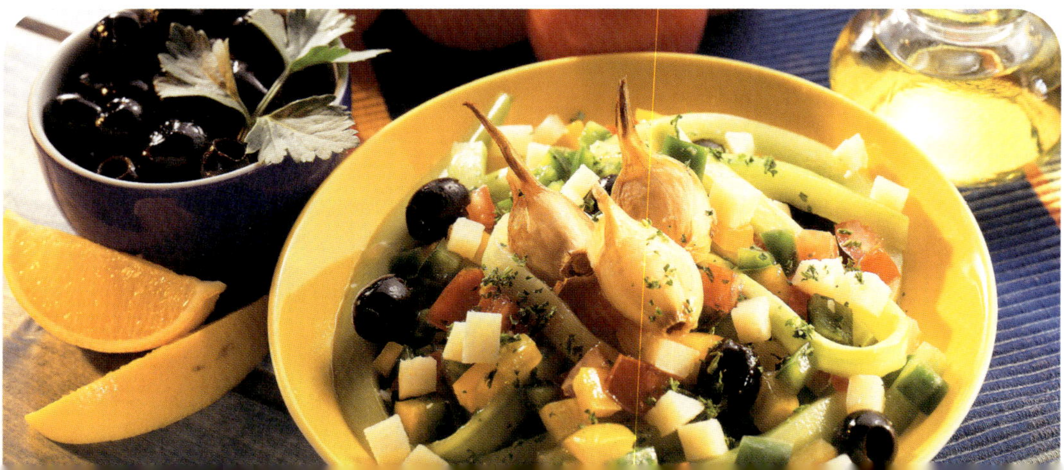

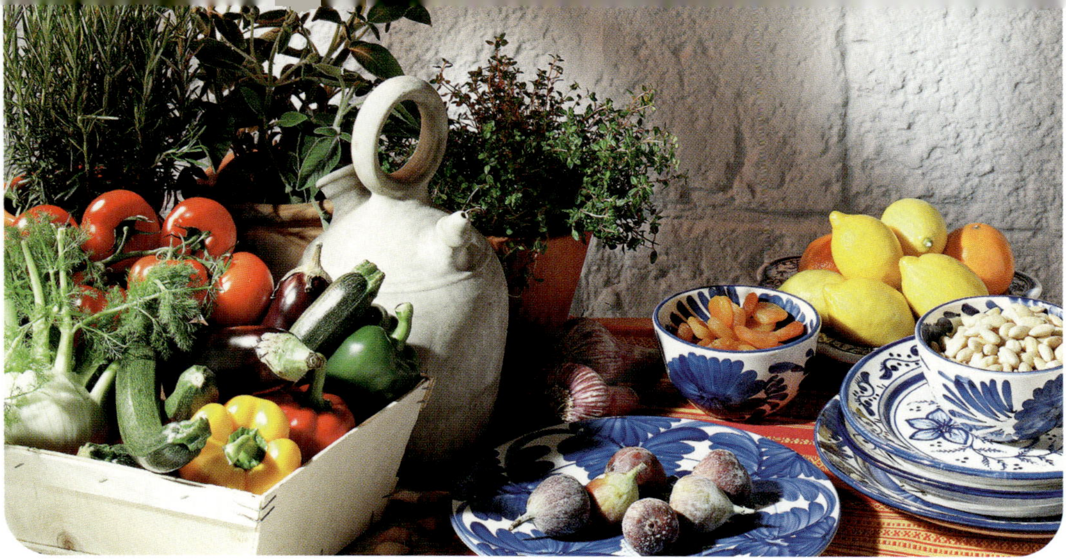

Wenn Sie in einer **Kantine** mit vielseitigem Angebot essen, dann nehmen Sie bei einer Eiweißmahlzeit statt der dazugehörigen Kartoffeln oder Nudeln besser eine doppelte Portion Salat. Bei einer Kohlenhydratmahlzeit, also einem Reis- oder Nudelgericht, verzichten Sie auf die Fleischbeilage und essen Sie auch hier den großen Salat- oder Gemüseteller.

Sind Sie **„Selbstversorger"**, dann empfiehlt es sich, am Abend zuvor die doppelte Menge eines Gerichts zuzubereiten und die zweite Portion am nächsten Tag mit an den Arbeitsplatz zu nehmen. Zum Mitnehmen eignen sich zum Beispiel Frikadellen, kalter Braten, Roastbeef und Geflügelfleisch, gekochte Eier, Käse, Joghurt- oder Quarkspeisen. Natürlich sollte der Salat dazu nicht fehlen. Wählen Sie für den Salat Zutaten aus, die auch einen längeren Transport vertragen. Tomaten- und Gurkenscheiben, blanchierte Blumenkohl- und Brokkoliröschen, gegarte grüne Bohnen sowie Paprikastreifen, Eisbergsalat und andere feste Gemüsearten sind ideale Bestandteile für solche Salate.

Hier noch einige Tipps, wie Sie Ihre selbst zubereiteten Gerichte problemlos zur Arbeit transportieren können: Flüssige, warme Gerichte, wie Suppen und Eintöpfe, erhitzen Sie morgens kurz und füllen Sie dann in eine Thermobox. Darin bleibt Ihre Mahlzeit bis zur Mittagspause warm. Andere warme Mahlzeiten lassen sich gut in verschließbaren Behältern mitnehmen. An der Arbeitsstelle können Sie sie dann auf einer Kochplatte oder im Mikrowellenherd erwärmen. Verpacken Sie Salate und Dressing getrennt in zwei Plastikboxen. Mischen Sie Salat und Sauce erst kurz vor dem Essen, damit er noch knackig ist. Ausgenommen sind natürlich Salate, die laut Rezept eine gewisse Zeit durchziehen müssen.

Essen im Restaurant

In netter Runde zu speisen oder die kulinarischen Spezialitäten eines Restaurants zu erkunden, das alles bedeutet Genuss und Lebensfreude. Als Trennköstler brauchen Sie keinesfalls auf Geselligkeit zu verzichten. Damit das anfängliche Wohlbefinden aber nicht mit einem Völlegefühl endet, hier ein paar sinnvolle Ratschläge. Bestellen Sie zuerst ein Glas Mineralwasser und wählen Sie dann auf der Speisekarte in aller Ruhe nach Belieben zwischen einer Eiweiß- oder Kohlenhydratmahlzeit aus. Haben Sie sich für Fleisch oder Fisch entschieden, also für ein Eiweißgericht, nehmen Sie als Beilage Gemüse oder Salat statt Kartoffeln, Kroketten, Nudeln oder Reis. Wenn Sie lieber eine Kohlenhydratmahlzeit essen möchte, versetzen Sie sich einfach in die Lage eines Vegetariers und wählen Sie ein Gericht ohne Fleisch und Fisch. Während Sie auf Ihr Essen warten, können Sie in Ruhe Ihr Glas Mineralwasser austrinken. So sind Sie vor der Verführung gefeit, sich schon vor dem Essen mit Weißbrot vollzustopfen. Nehmen Sie sich anschließend zum Essen genügend Zeit. Genießen Sie in angenehmer Atmosphäre das Ihnen gebotene Mahl.

Trennkost auch im Urlaub?

In den schönsten Wochen des Jahres will sich niemand kasteien oder sich selbst Zwänge auferlegen. So kommt es besonders im Urlaub vor, dass mehr gegessen und getrunken wird als zu Hause. Damit diese erlebnisreiche Zeit nicht zum Albtraum für Magen und Darm wird, sollten Sie das Motto „Essen in Harmonie" auch im Urlaub beachten. Packen Sie also die Trennkostprinzipien in Ihr Reisegepäck und kombinieren Sie die Nahrungsmittel so miteinander, dass weder Sodbrennen und Magendrücken noch Gallenbeschwerden, Durchfall oder Verstopfung diese schöne Zeit trüben. Haben Sie keine Angst davor, durch Trennkost in Ihrem Urlaub auf Vergnügen und Lebensfreude verzichten zu müssen! Trennkost ist ein wahrer Stimmungsmacher für innere Gefühle, denn sie macht nicht nur zufrieden, sondern lädt unseren Körper mit lang anhaltenden Energien auf.

Probieren Sie es selbst aus. Stellen Sie an Ihrem Urlaubsort Ihre Speisen nach den Regeln der Trennkost zusammen. Die nächste Mahlzeit essen Sie dann einmal probehalber ohne diese harmonische Zusammenstellung. Unser intelligentes Verdauungs- und Nervensystem macht jetzt ganz von alleine auf Unverträglichkeiten aufmerksam.

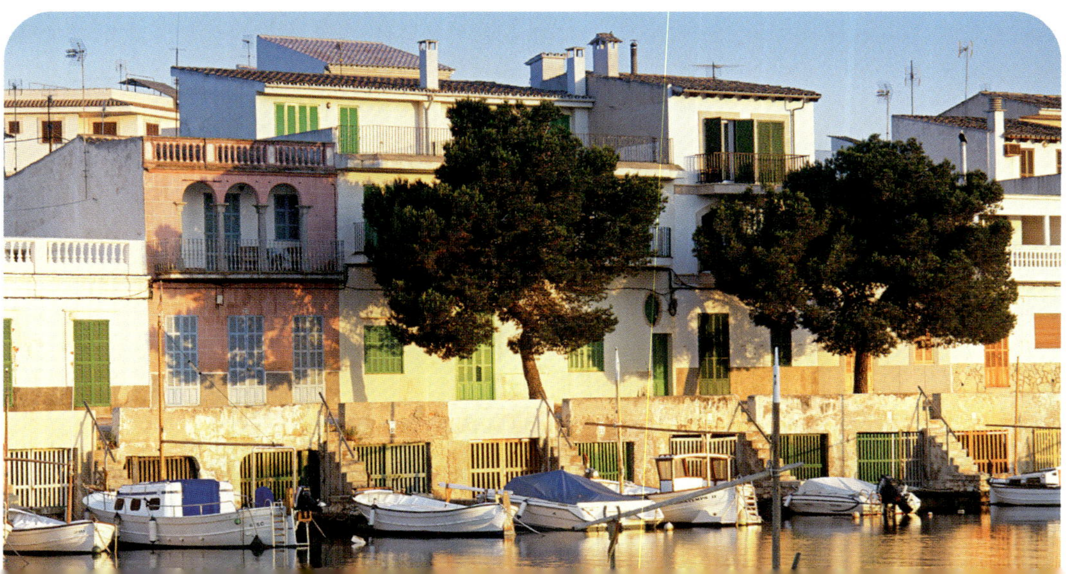

Abnehmen mit Trennkost

Nach verschiedenen Studien ist fast jeder Zweite in Deutschland mit seinem Körpergewicht unzufrieden. Vor allem Frauen, aber auch immer mehr Männer würden gerne ihre Figur verändern und stürzen sich deshalb immer wieder in neue Diäten hinein. Doch die Erfahrung zeigt, wer ständig versucht, sein Übergewicht durch Abmagerungskuren zu verringern, wird auf Dauer gesehen seinem Körper mehr schaden als nutzen. Ein junger Mensch nimmt oft noch spielend ab, doch mit zunehmendem Alter verlangsamt sich der Stoffwechsel, sodass das Abnehmen immer schwerer wird.

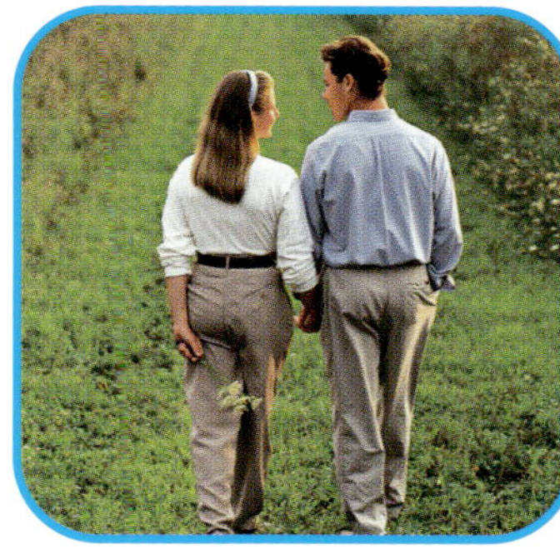

Der bessere Weg zu einer dauerhaften Gewichtsabnahme ist die Ernährungsumstellung. Harmonisch zusammengestellte Mahlzeiten entlasten nicht nur das innere Verdauungssystem, sondern wirken sich auch positiv auf den Blutzuckerspiegel aus.

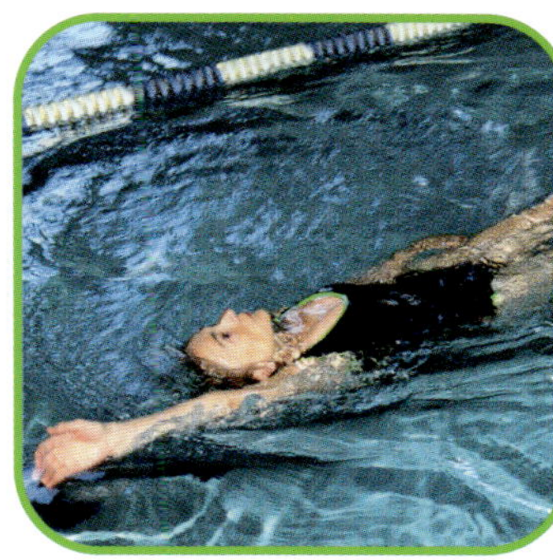

Darüber hinaus spielen natürlich die eigenen Ernährungsgewohnheiten, also wie und wann man das Essen zu sich nimmt, eine große Rolle. Statt in Hektik und Stress das Essen hastig herunterzuschlingen, sollten Mahlzeiten in einer ruhigen Atmosphäre genossen werden. Snacks, in großer Eile gegessen, können den Organismus nicht befriedigen. Ein ständiges Verlangen nach Essen und Kauen bleibt zurück. Nach einer in Ruhe eingenommenen Mahlzeit hingegen produziert der Körper Substanzen, die im Gehirn eine innere Befriedigung auslösen und zusätzlich für gute Laune sorgen. So wirkt sich Essen auf die Psyche aus, und es ist verblüffend zu beobachten, wie eine einzige Mahlzeit die Stimmung eines Menschen total verändern kann. Darum sollte jeder die Wichtigkeit des Essens begreifen und von nun an mehr Zeit und Sorgfalt in eine gute Mahlzeit investieren.

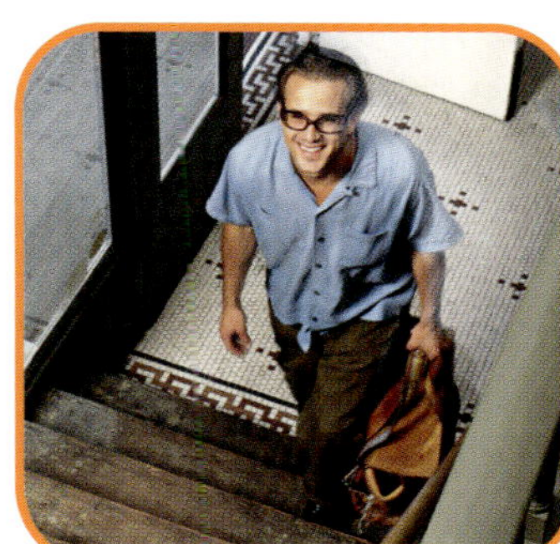

Insulin – Schlüsselsubstanz für die Fettgewebsneubildung

Ein weiterer Erfolgsbaustein einer gesunden Gewichtsabnahme mit Trennkost ist die vollwertige Ernährung. Denn neben übermäßigem Essen können auch bestimmte Kohlenhydrate am Übergewicht oder anderen Stoffwechselerkrankungen schuld sein. So leiden viele übergewichtige Menschen an dem Problem, dass der Kohlenhydratstoffwechsel nicht so funktioniert wie bei einem schlanken Menschen.

Kohlenhydrate sind nicht gleich Kohlenhydrate und müssen in zwei Sparten unterteilt werden. In die erste Sparte gehören die natürlichen und ballaststoffreichen Kohlenhydrate, wie sie in Vollkorngetreide, Vollkornprodukten, Gemüse, Salaten und Obst vorkommen. In der zweiten Sparte sind die Kohlenhydrate eingeordnet, die in Weißbrot, Keksen, Pizzateig, Fertiggerichten, Saucen, Süßigkeiten, Limonaden und Bier zu finden sind. Nach dem Genuss dieser Nahrungsmittel steigt der Blutzuckerspiegel rapide an und die Bauchspeicheldrüse ist jetzt gezwungen, sehr viel Insulin auszuschütten. Der Blutzuckerspiegel sinkt daraufhin beträchtlich ab, was auch zu einer Unterzuckerung führen kann. Dies erzeugt ein neues Hungergefühl. Wird die Ernährung jetzt auf die gleiche Weise fortgesetzt, steigt und sinkt der Blutzuckerspiegel im Laufe des Tages mehrmals stark an und ab.

Nicht nur, dass die Bauchspeicheldrüse unter dieser Überbeanspruchung leidet, auch für den Übergewichtigen ist die stetige Insulinproduktion von großem Nachteil. Das Insulin bringt die Glukose in die Körperzellen, wo sie in Energie umgewandelt wird. Wird diese Energie nicht sofort durch körperliche Aktivitäten verbraucht, wird die Glukose in Fett umgewandelt und für spätere Zeiten eingelagert. Fazit: Je öfter und höher der Blutzuckerspiegel ansteigt, desto mehr Insulin muss die Bauchspeicheldrüse herstellen. Und wie man heute weiß, ist Insulin die Schlüsselsubstanz für die Fettgewebsneubildung.

Stevia – süßen ohne Kohlenhydrate und ohne Kalorien

Stevia – auch Süßkraut genannt – ist eine Pflanze mit hoher Süßkraft. Die frischen Blätter süßen 10- bis 30-mal stärker als Zucker. Die Extrakte der Pflanze können sogar die 300-fache Süßkraft von raffiniertem Zucker erreichen und dies alles ohne Kohlenhydrate und ohne Kalorien.

Pulvriges Steviaextrakt (z. B. Groovia) ist für Süßspeisen und zum Backen bestens geeignet. Ein Teelöffel davon hat die Süßkraft von 4 Teelöffeln Zucker.

Tipps und Tricks für die Gewichtsabnahme

- Abnehmen ist Ihre rein persönliche Angelegenheit und geht nur Sie etwas an. Planen Sie darum selbst Ihre eigenen Ziele ohne Rücksicht darauf, welche Schlankheitsideale Ihre Familie, Ihre Freunde oder Arbeitskollegen haben. Bedenken Sie immer, dass Sie mit niemandem im Wettbewerb stehen – nicht einmal mit sich selbst.
- Bereiten Sie sich innerlich auf eine Veränderung in Ihrem Leben vor. Freunden Sie sich

langsam mit dem Gedanken an, dass es jetzt an der Zeit ist, einmal für sich selbst etwas zu tun. Entwickeln Sie einen gefühlvolleren Lebensstil und beherzigen Sie folgende Weisheiten, die Sie hundertmal am Tag in verschiedenen Versionen anwenden können:
„Es lohnt sich nicht, wegen ein paar restlicher Nudeln ein Völlegefühl in meinen Magen zu bekommen."
„Es lohnt sich nicht, dass ich den Mülleimer spiele und die Reste aus dem Topf esse."
„Es lohnt sich nicht, schnell und hastig mein Essen herunterzuschlingen."
„Es lohnt sich nicht, mit dir über dieses Thema zu streiten."
„Es lohnt sich nicht, ..."
Sammeln Sie mit diesem Satz Ihre eigenen Erfahrungen und spüren Sie dabei Ihre positive Veränderung.

- Stellen Sie Ihre täglichen Mahlzeiten nach den Regeln der Trennkost harmonisch zusammen. Auf diese Art werden die Verdauungsorgane entlastet und zusätzlich bleibt Ihr Blutzuckerwert in einem guten Bereich.
- Unterstützen Sie Ihren Körper bei der Gewichtsabnahme, indem Sie möglichst viele Lebensmittel mit einem hohen Wassergehalt essen. Salate, Gemüse, Rohkost und Obst enthalten viel Wasser und bieten aufgrund ihres hohen Kaliumgehaltes die ideale Voraussetzung, um abzunehmen und zu entschlacken.
- Der Erfolg beim Abnehmen ist auch von der Wassermenge abhängig, die wir unserem Körper zuführen. Trinken Sie täglich etwa 2 bis 3 Liter. Falls Ihnen Wasser auf Dauer zu fade schmeckt, geben Sie eine Zitronenscheibe, einen Schuss Obstsaft oder Wein hinein. Auch Früchte- oder Kräutertees eignen sich sehr gut. Limonaden, alkoholische Getränke, Bohnenkaffee und schwarzer Tee sollten nur gering genossen werden.
- Verwechseln Sie Ihren Hunger nicht mit Durst. Beide Signale des Körpers ähneln sich. Trinken Sie lieber zuerst einen Schluck, bevor Sie etwas essen.
- Vorsicht vor dem Mittagsschlaf! Danach droht sehr oft eine Heißhungerattacke, meist auf Süßes. Stellen Sie sich daher eine Banane oder Rosinen, bereit, bevor Sie sich hinlegen.
- Haben Sie immerzu Lust auf Süßes? Dann sollten Sie wissen, dass Zucker weiteren Appetit auf Süßes provoziert. Zucker lässt den Blutzuckerspiegel sprunghaft ansteigen, worauf die Bauchspeicheldrüse mit einer starken Insulinausschüttung reagiert. Der Blutzucker sinkt und die Lust auf Süßes ist wieder da. Durchbrechen Sie diesen Teufelskreis, indem Sie auf natürliche Süßigkeiten umsteigen, die vom Körper langsamer aufgenommen werden, z. B. Müsliriegel ohne Zucker, Vollkornplätzchen und -kuchen, Bananen, Rosinen und getrocknete Früchte.
- Gewöhnen Sie sich an, kleine Bissen zu nehmen, diese gut zu kauen und nicht mit Getränken „herunterzuspülen". Horchen Sie während des Essens in sich hinein. Achten Sie auf Ihr Sättigungsgefühl und spüren Sie Ihren Magen. Sattsein bedeutet, ein angenehmes Gefühl, aber kein Völlegefühl zu haben.
- Nehmen Sie langsam ab. Etwa 400 g bis 500 g pro Woche sind ausreichend. Geben Sie sich mit kleinen Erfolgen zufrieden; Sie werden überrascht sein, dass ohne Abnehmstress alles plötzlich viel einfacher geht. Schnell werden Sie bemerken, dass man nicht gleich mit dem Essen aufhören muss, um abzunehmen.

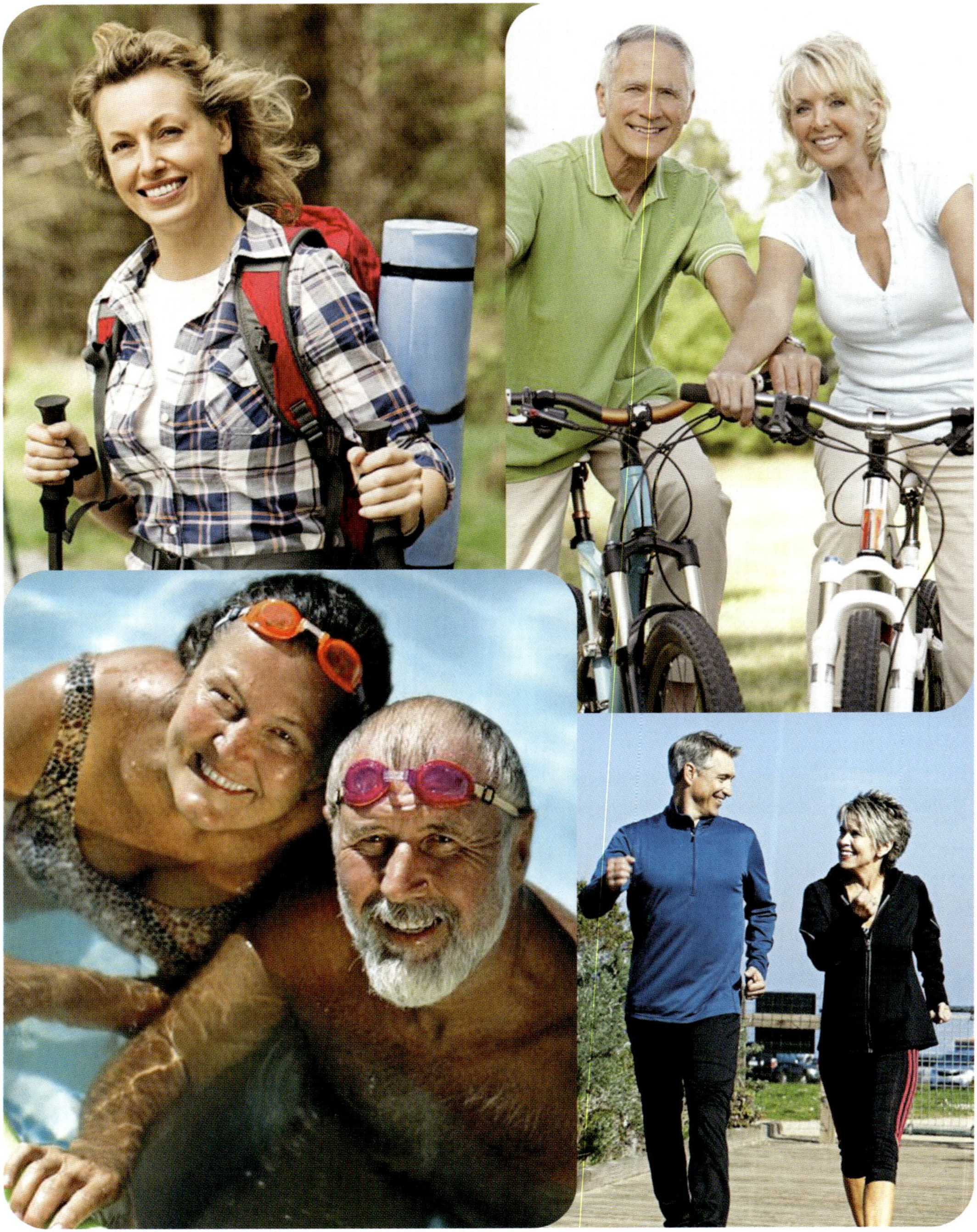

Ein Wort zum Sport

Zu einem gesunden Lebensstil gehört neben bewusster Ernährung auch ausreichend Bewegung. Gehen Sie täglich eine Runde spazieren und steigen Sie Treppen, statt mit dem Lift zu fahren. Lassen Sie das Auto stehen und fahren Sie mit dem Fahrrad oder gehen Sie zu Fuß.

Sport macht auch glücklich! Schuld sind die Endorphine, die Glückshormone, die während der Bewegung ausgeschüttet werden. Sie sorgen für gute Laune und Zufriedenheit. Wer Spaß an der Bewegung hat, profitiert auf lange Sicht davon. Schon kleineres Training macht fit und leistungsfähig. Mit der Zeit reagiert der Körper mit mehr Selbstsicherheit, wobei auch seelische Verkrampfungen sich lösen können.

Suchen Sie sich eine Sportart, die Ihrem Alter und Ihrer körperlichen Konstitution entspricht. Es gibt viele Bewegungsarten die Spaß machen, zum Beispiel Schwimmen, Tanzen, Radfahren, Wandern, Joggen und Spazierengehen. Wählen Sie Ihr persönliches Gesundheitsprogramm und fördern Sie auf diese Weise spielerisch die eigene Vitalität, Schnelligkeit und Ausdauer. Stabilisieren Sie dabei die Leistung des Herzens und des Blutkreislaufs. Bewegung stimuliert auch die Produktion und Ausschüttung verschiedener Hormone und regt unter anderem die Produktion von Sexualhormonen an. Sie beugt darüber hinaus der Osteoporose (Knochenentkalkung) vor und stärkt das Immunsystem. Regelmäßiger Sport fördert weiterhin durch die verbesserte Sauerstoffzufuhr die Denkfähigkeit, vergrößert das Fassungsvermögen der Lunge, hilft Körperfett ab- und Muskelmasse aufzubauen.

Vorschläge für Ihre Einstiegswoche

Nachfolgend finden Sie drei Wochenpläne mit Vorschlägen für abwechslungsreiche Mahlzeiten für drei Wochen.
Natürlich können Sie auch die Mahlzeiten am Mittag gegen die Abendmahlzeiten austauschen, wenn Sie mittags keine Gelegenheit zum Kochen haben. Sie können auch einzelne Gerichte tauschen oder den Wochenplan als Anregung für Ihre eigenen Mahlzeitenzusammenstellungen nehmen – Ihrer Fantasie sind keine Grenzen gesetzt.
Mit etwas Übung können Sie sicherlich bald Ihre eigenen Pläne zusammenstellen. Probieren Sie es aus.

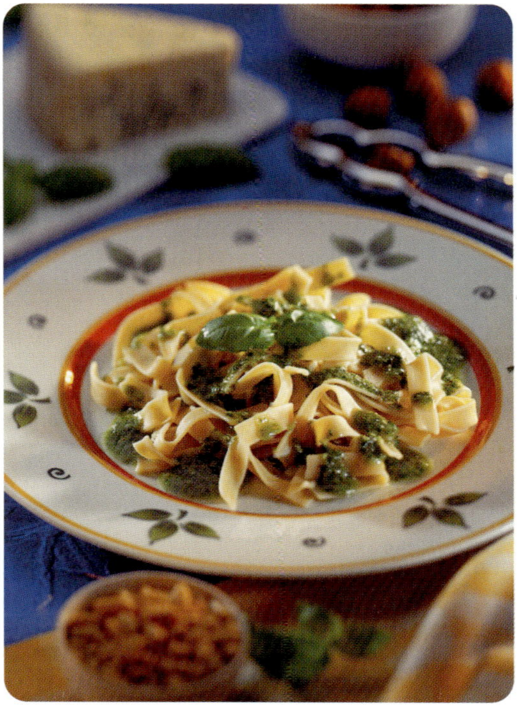

Wochenplan 1*	Frühstück	1. Zwischenmahlzeit
1. Tag (Montag)	Schlemmerknäcke (S. 46)	250 g frisches Obst
2. Tag (Dienstag)	Kräuterbrot mit Radieschensalat (S. 71)	175 g Naturjoghurt
3. Tag (Mittwoch)	Quarkbrot mit Heidelbeeren (S. 47)	Rohkost: Karotte, Paprika, Kohlrabi
4. Tag (Donnerstag)	Paprika-Quark-Brot (S. 48)	Melonen-Minz-Salat (S. 61)
5. Tag (Freitag)	Vollkornbrot mit Avocadocreme (S. 49)	1 Glas Buttermilch
6. Tag (Samstag)	Toast mit Banane und Haselnüssen (S. 49)	Apfelkompott (S. 142)
7. Tag (Sonntag)	2 Rühreier mit 30 g Schinken und 1 Tomate	1 Orange

* Mengen gelten für 1 Person

Mittagessen	2. Zwischenmahlzeit	Abendessen
Eier in Kohlrabi-Quarksauce (S. 87)	1 Banane	Gefüllte Frikadellen (S. 125)
Gefüllte Frikadellen (S. 125)	3 getrocknete Feigen	Bunter Reiseintopf (S. 121)
Bunter Reiseintopf (S. 121)	Himbeer-Shake (S. 56)	Hähnchenbrustfilet mit fruchtiger Currysauce (S. 136)
Hähnchenbrust mit Currysauce (S. 136)	Marinierte Erdbeeren mit Joghurt (S. 57)	Gemüsetoast (S. 106)
Gemüsetoast (S. 106)	1 Apfel	Matjes mit Pellkartoffeln (S. 122)
Matjes mit Pellkartoffeln (S. 122)	200 g frisches Obst	Reissalat mit Schinken (S. 79)
Kalbfleischröllchen (S. 109)	1 Mandel-Möhren-Törtchen (S. 64)	Reissalat mit Schinken (S. 79)

Für Berufstätige: Abends zwei Portionen kochen, eine Portion am nächsten Mittag essen

Wochenplan 2*	Frühstück	1. Zwischenmahlzeit
1. Tag (Montag)	Birnenjoghurt (S. 50)	Quarkbrötchen mit Beeren (S. 47)
2. Tag (Dienstag)	2 Scheiben Knäckebrot mit Butter und Honigen (S. 47)	1 Apfel
3. Tag (Mittwoch)	Erdbeerquark (S. 50)	1 Paprika
4. Tag (Donnerstag)	Buttermilchmüsli mit Trockenfrüchten (S. 53)	250 g frisches Obst
5. Tag (Freitag)	Schlemmerknäcke (S. 46)	1 Banane
6. Tag (Samstag)	Kräuterbrot mit Radieschensalat (S. 71)	1 Orange
7. Tag (Sonntag)	Lauchomelett (S. 73)	Zucchinirohkost (S. 59)

* Mengen gelten für 1 Person

Mittagessen	2. Zwischenmahlzeit	Abendessen
2 gekochte Eier mit 1 Salatgurke	1 Banane	Kürbiscremesuppe (S. 96) mit 1 Vollkornbrötchen
Brot mit Basilikumquark und Bündner Fleisch (S. 70)	175 g Naturjoghurt	Fleisch-Gemüse-Spieße (S. 100)
Kartoffelsalat mit Ziegenkäsedressing (S. 78)	200 g Erdbeeren	Gemüsepaella (S. 74, 2 Portionen kochen)
Gemüsepaella (S. 74)	200 g Sauerkraut	Kartoffelpuffer (S. 102, 2 Portionen zubereiten)
Kartoffelpuffer (S. 102)	150 g Hüttenkäse	Kartoffel-Wirsing-Eintopf (S. 110)
Tagliatelle mit Basilikumsauce (S. 117) mit 1 Fleischtomate	Kokosnuss-Joghurt (S. 142)	Estragonforelle mit Gemüse (S. 138)
Gratinierte Champignonschnitzel (S. 126) mit Blattsalat	Gefrostete Sahneerdbeeren (S. 145)	Marinierter Schafskäse mit Tomaten (S. 86)

Wochenplan 3*	Frühstück	1. Zwischenmahlzeit
1. Tag (Montag)	Grünkernmüsli mit Apfel und Walnüssen (S. 47)	175 g Naturjoghurt
2. Tag (Dienstag)	Quarkbrötchen mit Heidelbeeren (S. 47)	250 g frisches Obst
3. Tag (Mittwoch)	Vollkornbrötchen mit Avocadocreme (S. 49)	Rohkost
4. Tag (Donnerstag)	Erdbeerquark (S. 50)	1 Orange
5. Tag (Freitag)	Flockenmüsli mit frischer Feige (S. 46)	250 g frisches Obst
6. Tag (Samstag)	Paprika-Quark-Brot (S. 48)	150 g Hüttenkäse mit Gurke oder Radieschen
7. Tag (Sonntag)	Pikantes Sonntagsfrühstück (S. 48)	175 g Naturjoghurt mit Beeren

* Mengen gelten für 1 Person

Mittag	2. Zwischenmahlzeit	Abend
Brokkolicremesuppe (S. 99) mit 1 Vollkornbrötchen	1 Banane	Gemüsesticks mit Dips (S. 92)
Zucchini-Pilz-Auflauf (S. 101)	1 großer Apfel	Kräuterquark mit Radieschen (S. 73) mit 1 Schnitte Vollkornbrot
Minifrikadellen mit Kohlrabi-Tomatensalat (S. 132)	$^1/_2$ Avocado (vom Frühstück)	Brot mit Kerbel-Käse-Creme (S. 71)
Nudelgratin mit Paprika (S. 118)	175 g Naturjoghurt	Smörrebröd mit Dillbutter (S. 70)
Lachskotelett mit Sellerie-Schnittlauch-Gemüse (S. 139)	1 Kohlrabi	Bunter Geflügelsalat (S. 89)
Gefüllte Zucchini aus dem Ofen (S. 130)	1 Glas Buttermilch	Rucolasalat mit Shrimps (S. 86)
Mediterraner Lammfleischtopf (S. 128)	125 g Quark mit frischem Obst	Gefüllte Fleischtomaten (S. 86)

Ananasdessert Ardenner Schmorfleisch Birnenjoghurt B
mit Frischkäsesauce Bunter Salat mit Lachs Chicorée
Mandarineneis Eier in Kohlrabi-Quarksauce Entenbrus
Gemüse Fischgratin mit Spinat Fleisch-Gemüse-Spieße
Fruchtiges Quarkgelee Gefrostete Sahneerdbeeren Gefü
mit Champignon-Kresse-Salat Gefüllte Zucchini aus de
fruchtiger Currysauce Himbeer-Shake Italienische Toma
mit Sellerie-Schnittlauch-Gemüse Lauchomelett Mand
mit Joghurt Mediterraner Lammfleischtopf Melonen-Mi
Quark-Creme Paprika-Tomaten-Auflauf mit Knoblauchw
beef mit Brokkoli und grüner Sauce Ro
Shrimps Salat mit „Blue-Cheese-Dressing"
Fisch Sauerkrautsalat mit rosa Grapefruit
Zitronenhähnchen mit Eisbergsalat Zu
Brokkoli-Tomaten-Salat Bunter Salat
Radieschenstiften Kürbiscremesuppe Maiskolben mit
Bete-Suppe Salat mit warmen Pfifferlingen und Petersi
Backpflaumen Bananen-Dinkel-Müsli Brokkolicremesu
Kerbel-Käse-Creme Bunter Reiseintopf Buttermilchm
Gebratener Gemüsereis Geeiste Bananencreme Gefüll
Grünkernmüsli mit Apfel und Walnüssen Kartoffelpüree
salat mit Ziegenkäsedressing Kartoffel-Wirsing-Eintopf
rige Kartoffelpuffer Kokosnuss-Joghurt Kräuterbrot mit
Zwiebel-Gemüse Mandelkuchen vom Blech Matjes m
Käsesauce Paprika-Quark-Brot Pfannkuchen mit Banane
brötchen mit Heidelbeeren Reissalat mit Schinken und
Smörrebröd mit Dillbutter Tagliatelle mit Basilikumsauc

Rezepte

HackfleischpfanneBunter Geflügelsalat Bunter Obstsalat
i Chinakohl-Ananas-Salat Coq au Riesling Cremiges
Zwiebel-Apfel-Sauce Erdbeerquark Estragonforelle mit
:htetraum mit Beeren Fruchtiger Salat mit Putenbraten
rikadellen nach griechischer Art Gefüllte Putenschnitzel
n Gratinierte Champignonschnitzel Hähnchenbrust mit
ope Kalbfleischröllchen auf italienische Art Lachskotelett
hren-Törtchen Mango-Sahne-Eis Marinierte Erdbeeren
at Minifrikadellen mit Kohlrabi-Tomaten-Salat Orangen-
Pochiertes Ei mit Tomatenquark Rindfleischsalat Roast-
Pfanne Rotbarschfilet im Tomatenbett Rucolasalat mit
und Avocado Salat mit warmem Gemüse und gebratenem
it Fenchel und Putenfleisch Trauben-Limetten-Kompott
Asiatisches Tofugemüse Blattsalat mit Kräuterdressing
vom Lachs Gefüllte Fleischtomaten Kräuterquark mit
uchbutter Marinierter Schafskäse mit Tomaten Rote-
mand Zucchinirohkost Apfelkompott Apfelnudeln mit
Brot mit Basilikumquark und Bündner Fleisch Brot mit
nit Trockenfrüchten Flockenmüsli mit frischen Feigen
ttermilchcrêpes Gemüsepaella Gemüsesticks mit Dips
lnussrosenkohl Kartoffel-Räucherfisch-Pfanne Kartoffel-
ger Apfelkuchen mit Mandelhaube Knusperriegel Knusp-
schensalat Lachstatar auf Toast Makkaroni mit Fenchel-
kartoffeln Nudelgratin mit Paprika Ofenkartoffel mit
tel-Mus Pikantes Sonntagsfrühstück Pilzkuchen Quark-
aten Salat mit warmem Ziegenkäse Schlemmerknäcke
st mit Banane und Haselnüssen Überbackener Gemüse-

Frühstück

Flockenmüsli mit frischer Feige

ca. 430 kcal je Portion

Zubereitungszeit: ca. 10 Minuten

Für 1 Person
4 EL Getreideflocken
(z. B. Dinkel- oder Haferflocken)
1 EL Rosinen
1 EL Haselnusskerne
1/2 Banane
1 frische Feige
100 g Dickmilch
1 EL Wasser

1 Die Getreideflocken mit den gewaschenen Rosinen und den Nüssen mischen. In eine Schale geben.
2 Die Banane schälen und in Scheiben schneiden. Die Feige waschen und achteln. Die Dickmilch mit 1 Esslöffel Wasser verrühren.
3 Die Bananenscheiben auf den Getreideflocken verteilen; die Dickmilch darüber geben. Die Feigenachtel kreisförmig darauf anordnen.

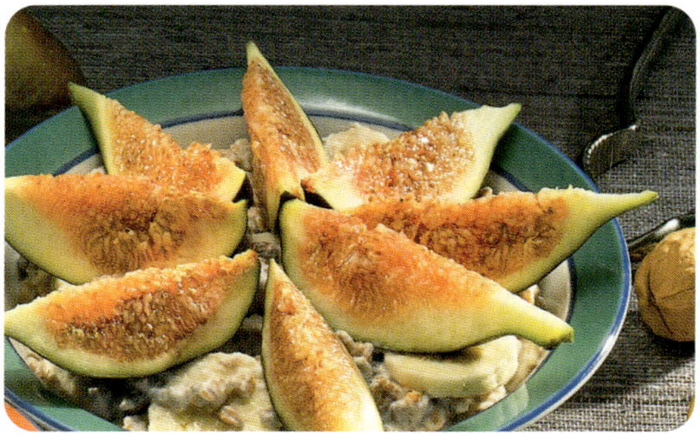

Schlemmerknäcke

ca. 170 kcal je Portion

Zubereitungszeit: ca. 10 Minuten

Für 1 Person
2 Blätter Kopfsalat • 3 Kirschtomaten
2 Scheiben Vollkornknäckebrot
1 EL Doppelrahmfrischkäse mit Kräutern
2 dünne Scheiben Rindersalami

1 Die Salatblätter waschen und trocken tupfen. Die Tomaten waschen und halbieren.
2 Die Knäckebrotscheiben dünn mit etwas Frischkäse bestreichen und mit den Salatblättern belegen. Darauf je 1 Salamischeibe legen und den restlichen Frischkäse als Klecks daraufgeben.
3 Die Brote mit den Tomatenhälften garnieren.

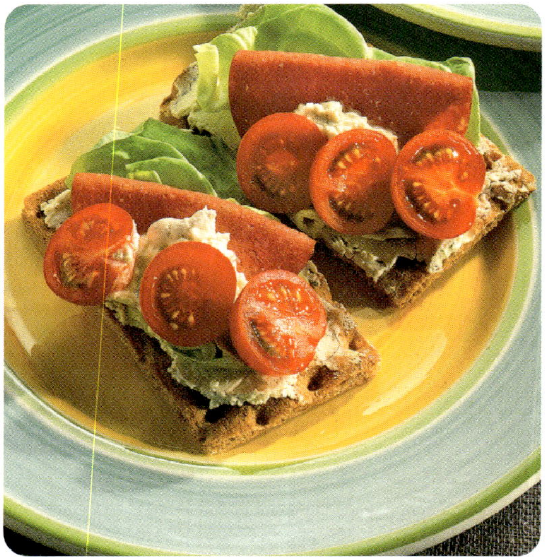

Quarkbrötchen mit Heidelbeeren

ca. 280 kcal je Portion

Zubereitungszeit: ca. 5 Minuten

Für 1 Person

50 g frische Heidelbeeren
(oder TK-Beeren)
2 EL Speisequark (20 % Fett i. Tr.)
etwas abgeriebene Schale
1 unbehandelten Zitrone
etwas Zimtpulver
2 TL Obstdicksaft (Reformhaus)
1 Vollkornbrötchen

1 Die Heidelbeeren waschen und abtropfen lassen. Den Quark mit Zitronenschale, Zimt und Obstdicksaft verrühren.

2 Das Brötchen aufschneiden, beide Hälften mit dem Quark bestreichen und die Heidelbeeren darauf verteilen.

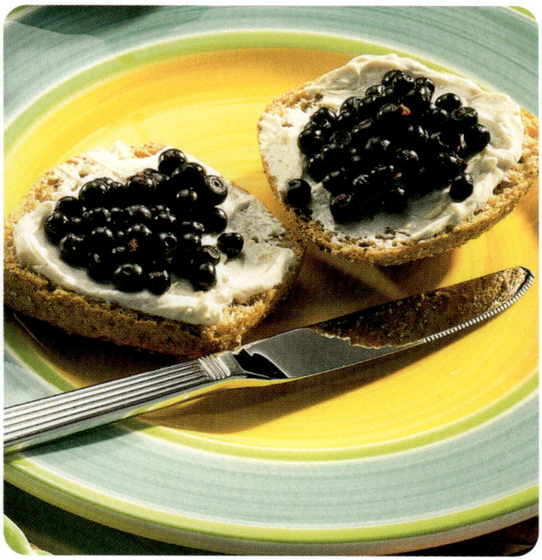

Grünkernmüsli mit Apfel und Walnüssen

ca. 490 kcal je Portion

Zubereitungszeit: ca. 10 Minuten
Quellzeit: mindestens 6 Stunden

Für 1 Person

4 EL grobes Grünkernschrot
1 süßer Apfel
100 g Joghurt (3,5 % Fett)
2 EL Sahne
2 EL Ahornsirup
1 EL gehackte Walnusskerne

1 Das Grünkernschrot in etwas Wasser einweichen und zugedeckt über Nacht im Kühlschrank quellen lassen.

2 Am Morgen den Apfel waschen, evtl. schälen, vierteln, das Kerngehäuse herausschneiden, die Viertel quer in Scheiben schneiden und auf dem gequollenen Schrot verteilen.

3 Den Joghurt mit Sahne und Ahornsirup verrühren und über das Müsli geben. Alles mit den Walnusskernen bestreuen.

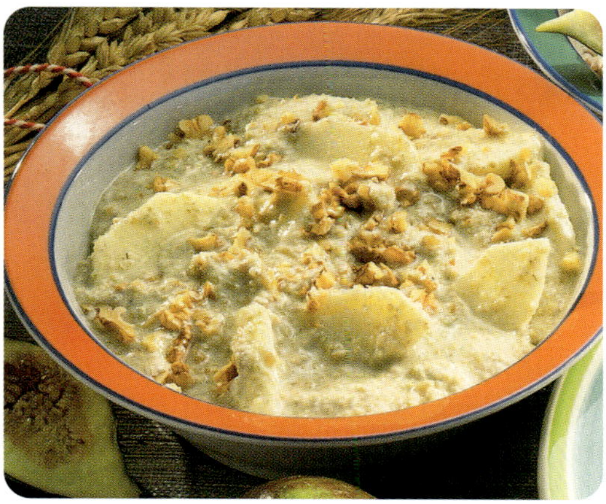

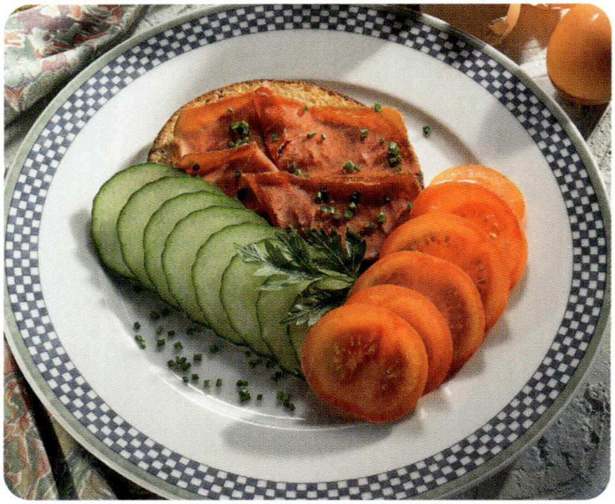

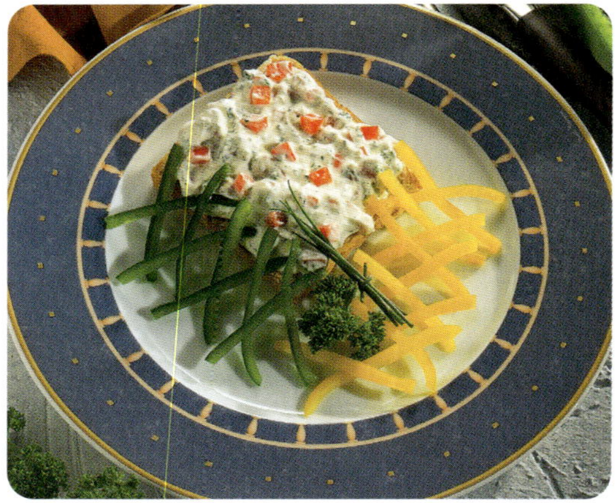

Pikantes Sonntagsfrühstück

ca. 540 kcal je Portion

Zubereitungszeit: ca. 10 Minuten

Für 1 Person

1 frisches Eigelb • 1 EL Sahne
1 Scheibe Weizenvollkornbrot
1 EL kalt gepresstes Olivenöl
1 Tomate • 1 Stück Salatgurke (ca. 6 cm lang)
2 dünne Scheiben Bündner Fleisch
1 TL Schnittlauchröllchen • etwas Kräutersalz

1 Das Eigelb mit der Sahne verquirlen. Die Brotscheibe darin wenden und in heißem Öl auf beiden Seiten goldbraun braten.

2 Inzwischen die Tomate waschen und quer zum Stielansatz in dünne Scheiben schneiden. Die Gurke waschen und ebenfalls in dünne Scheiben schneiden.

3 Die Brotscheibe mit dem Bündner Fleisch belegen und mit den Schnittlauchröllchen bestreuen. Die Gemüsescheiben mit etwas Kräutersalz würzen und zusammen mit dem Toast auf einem Teller anrichten.

Paprika-Quark-Brot

ca. 220 kcal je Portion

Zubereitungszeit: ca. 10 Minuten

Für 1 Person

je 1 Spalte rote, gelbe und grüne Paprikaschote
1 EL Speisequark (20 % Fett i. Tr.)
1 EL Sahne
1 EL gehackte, frische Kräuter (z. B. Petersilie, Schnittlauch und Kerbel)
etwas Kräutersalz
etwas edelsüßes Paprikapulver
1 Scheibe Vollkornbrot

1 Die Paprikaspalten waschen. Die rote Paprika würfeln, die gelbe und die grüne in feine Streifen schneiden.

2 Den Quark mit der Sahne glatt rühren. Die roten Paprikawürfel und die Kräuter dazugeben und alles mit Kräutersalz und Paprikapulver würzen.

3 Das Brot mit dem Quark bestreichen. Die gelben und grünen Paprikastreifen darauf anrichten.

Toast mit Banane und Haselnüssen

ca. 340 kcal je Portion

Zubereitungszeit: ca. 5 Minuten

Für 1 Person
2 Scheiben Vollkorntoastbrot
1 kleine Banane
2 TL Butter
1 TL Zimtpulver
1 EL gehackte Haselnüsse

1 Das Brot toasten. Die Banane schälen und in Scheiben schneiden.
2 Das Toastbrot mit der Butter bestreichen und mit Zimt bestreuen, solange es noch warm ist. Die Bananenscheiben darauf verteilen und mit den Haselnüssen bestreuen.

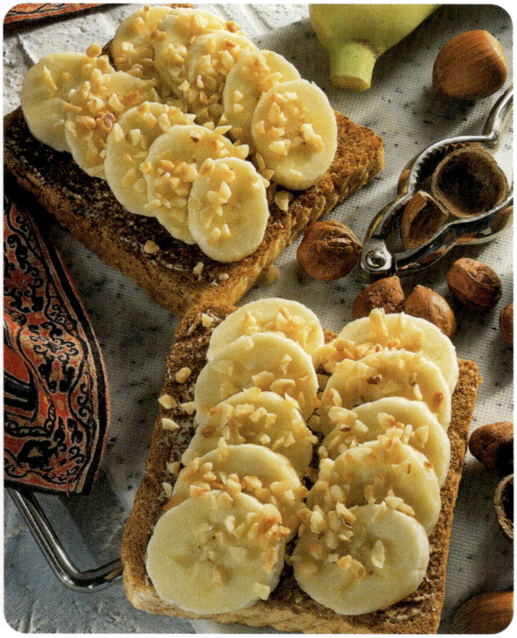

Vollkornbrötchen mit Avocadocreme

ca. 450 kcal je Portion

Zubereitungszeit: 10 Minuten

Für 1 Person
1/2 reife Avocado
etwas abgeriebene Schale
 1 unbehandelten Zitrone
2 TL fein gehackter, frischer Koriander
etwas Kräutersalz
1 Vollkornbrötchen
2 Salatblätter (z. B. Kopfsalat)
2 EL frische Sprossen

1 Die Avocado schälen und mit einer Gabel zerdrücken. Das Püree mit der Zitronenschale und dem Koriander verrühren und mit dem Kräutersalz abschmecken.
2 Das Brötchen aufschneiden. Beide Hälften mit etwas Avocadocreme bestreichen und mit je einem gewaschenen Salatblatt belegen. Die restliche Avocadocreme darauf geben.
3 Die Sprossen mit heißem Wasser abspülen, abtropfen lassen und auf der Creme verteilen.

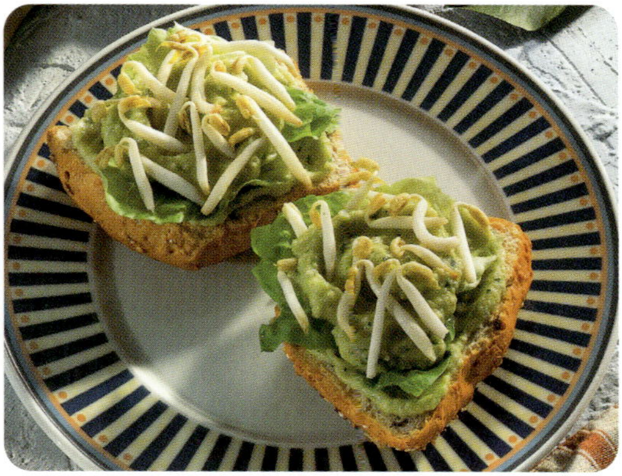

Erdbeerquark

ca. 400 kcal je Portion

Zubereitungszeit: 10 Minuten

Für 1 Person

200 g Erdbeeren (frisch oder TK)
150 g Quark (20 % Fett i. Tr.)
1 EL Sahne • 1 EL Obstdicksaft (Reformhaus)
1 EL gehackte, ungesalzene Pistazienkerne

1 Die Erdbeeren waschen und putzen. Die Hälfte im Mixer pürieren.
2 Den Quark mit der Sahne, dem Erdbeerpüree und Obstdicksaft glatt rühren.
3 Die restlichen Erdbeeren in Scheiben schneiden und auf dem Quark anrichten. Mit den Pistazien bestreuen.

Birnenjoghurt

ca. 430 kcal je Portion

Zubereitungszeit: ca. 5 Minuten

Für 1 Person

100 g Joghurt (3,5 % Fett)
100 g Quark (20 % Fett i. Tr.)
2 EL Ahornsirup
1 EL gemahlene Haselnüsse
1 weiche Birne

1 Den Joghurt mit Quark, Ahornsirup und Haselnüssen verrühren.
2 Die Birne waschen, achteln und das Kerngehäuse entfernen. Die Achtel in kleine Stücke schneiden.
3 Die Birnenstücke unter den Joghurt rühren.

Bunter Obstsalat mit Frischkäsesauce

ca. 210 kcal je Portion

Zubereitungszeit: ca. 10 Minuten

Für 1 Person

Für den Obstsalat

Netzmelone
1/2 Birne
100 g Erdbeeren

Für die Sauce

1 EL Doppelrahmfrischkäse
1 EL Joghurt (3,5 % Fett)
etwas abgeriebene Schale
1 unbehandelten Orange
1 TL Ahornsirup

1 Die Melonenspalte schälen und das Fruchtfleisch würfeln. Die Birne schälen, das Kerngehäuse entfernen und die Stücke in kleine, mundgerechte Scheiben schneiden.
2 Die Erdbeeren waschen, verlesen, halbieren oder vierteln. Das Obst mischen.
3 Den Frischkäse mit dem Joghurt, der Orangenschale und dem Ahornsirup glatt rühren und auf den Obstsalat geben.

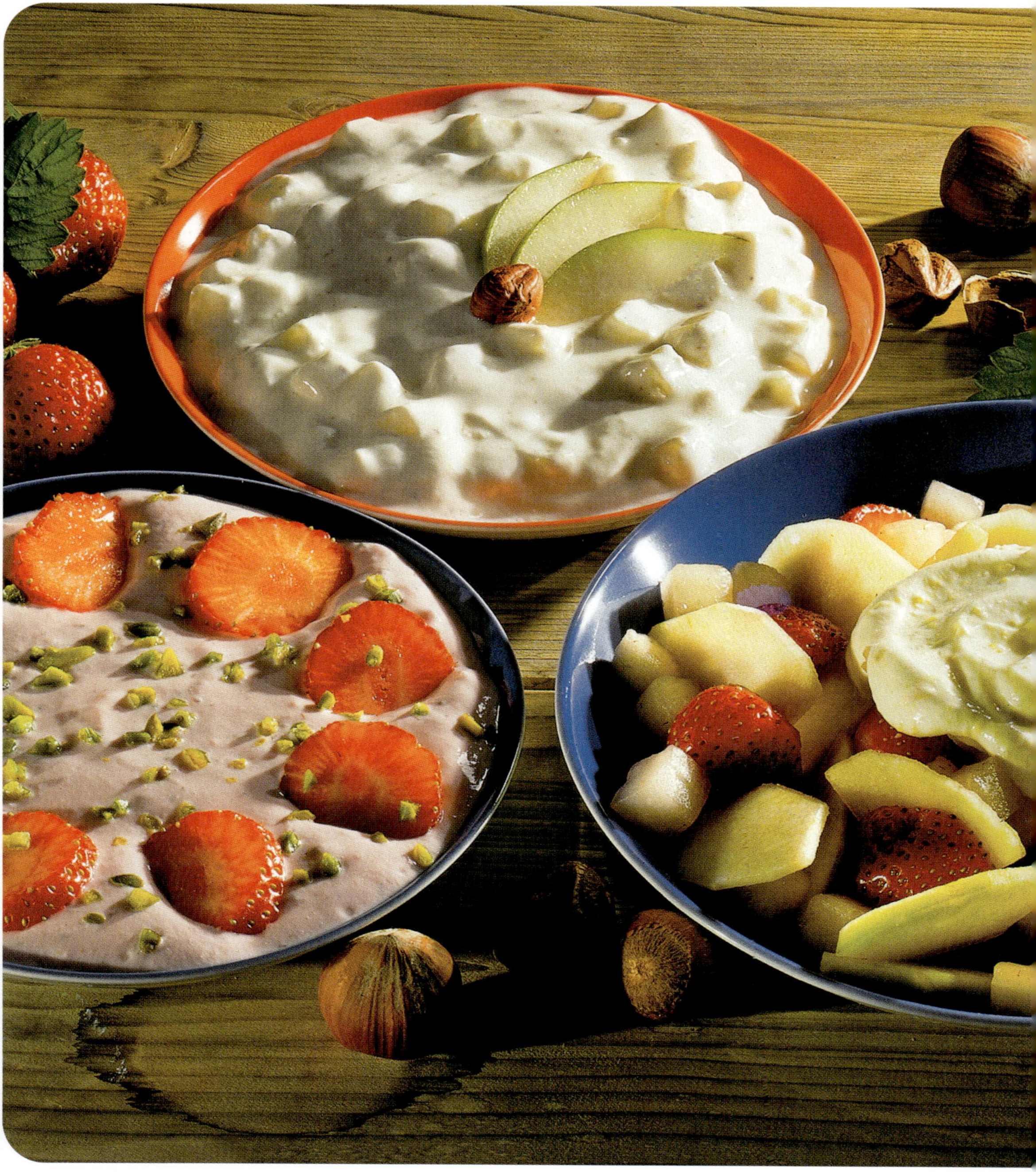

Pochiertes Ei mit Tomatenquark

ca. 270 kcal je Portion

Zubereitungszeit: ca. 15 Minuten

Für 1 Person

4 EL Essig
2 Tomaten
100 g Quark (20 % Fett i. Tr.)
2 EL saure Sahne
1 1/2 EL Schnittlauchröllchen
1/2 TL Kräutersalz
etwas edelsüßes Paprikapulver
1 frisches Ei

1 Zunächst 1 Liter Wasser zusammen mit dem Essig zum Kochen bringen.
2 Inzwischen die Tomaten über Kreuz einritzen, kurz überbrühen, abschrecken, enthäuten und die Stielansätze herausschneiden. Die Tomaten halbieren, entkernen und das Fruchtfleisch in feine Würfel schneiden.
3 Die Tomatenwürfel mit Quark, saurer Sahne, 1 Esslöffel Schnittlauchröllchen, Kräutersalz und Paprikapulver verrühren.
4 Wenn das Wasser kocht, die Hitze reduzieren. Das Ei aufschlagen, in eine Tasse geben und vorsichtig in das leicht siedende Wasser gleiten lassen. Das Eiweiß mit zwei Löffeln an das Eigelb drücken und das Ei etwa 5 Minuten garen.
5 Das Ei aus dem Wasser nehmen und abtropfen lassen. Dann auf einen Teller geben, mit dem restlichen Schnittlauch bestreuen und zusammen mit dem Tomatenquark servieren.

Tipp Der Tomatenquark ist ein neutrales Gericht. Daher eignet er sich auch gut als Brotaufstrich.

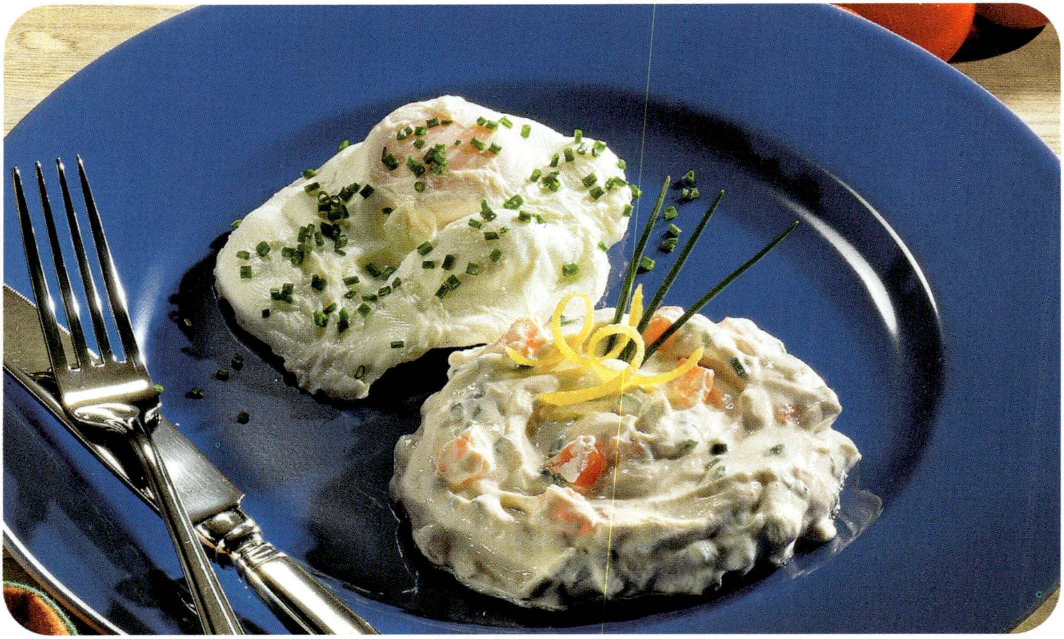

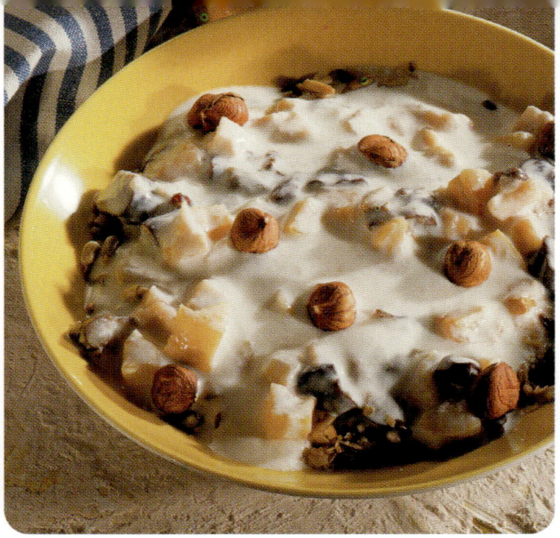

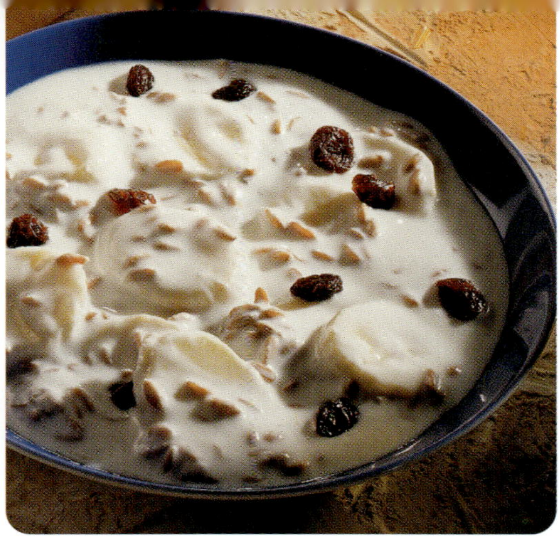

Buttermilchmüsli mit Trockenfrüchten

ca. 570 kcal je Portion

Zubereitungszeit: ca. 15 Minuten
Quellzeit: über Nacht (ca. 8 Stunden)

Für 1 Person
60 g gemischte Trockenfrüchte
3 EL kernige Haferflocken
1 EL Sonnenblumenkerne
1 EL Leinsamenschrot • 150 g Buttermilch
2 TL flüssiger Honig • 8 Haselnusskerne

1 Die Trockenfrüchte in kleine Würfel schneiden und in einer Schüssel knapp mit Wasser bedecken. Über Nacht quellen lassen.
2 Am nächsten Morgen die Haferflocken mit den Sonnenblumenkernen in einer beschichteten Pfanne ohne Fettzugabe goldgelb rösten. Mit dem Leinsamenschrot vermengen und in eine kleine Schüssel geben.
3 Die Buttermilch mit dem Honig glatt rühren. Die Früchte mitsamt dem Einweichwasser darunter rühren. Über das Müsli gießen.
4 Das Müsli mit den Haselnusskernen bestreuen.

Bananen-Dinkel-Müsli

ca. 580 kcal je Portion

Zubereitungszeit: ca. 40 Minuten
Quellzeit: über Nacht (ca. 8 Stunden)

Für 1 Person
50 g Dinkelkörner
125 g Joghurt
1 1/2 EL Obstdicksaft (Reformhaus)
1 kleine Banane
1 EL ungeschwefelte Rosinen

1 Den Dinkel in einen Topf geben, knapp mit Wasser bedecken und über Nacht zugedeckt quellen lassen.
2 Am nächsten Morgen den Dinkel bei geringer Hitze in einem geschlossenen Topf etwa 25 Minuten garen. In ein Sieb geben, abtropfen und abkühlen lassen.
3 Den Joghurt cremig rühren und mit dem Obstdicksaft süßen. Den Dinkel darunter mischen.
4 Die Banane schälen, in dünne Scheiben schneiden und unter das Müsli heben. Mit den gewaschenen, gut abgetropften Rosinen bestreuen.

Zwischengerichte

Gefüllte Buttermilchcrêpes

ca. 590 kcal pro Portion

Zubereitungszeit: ca. 30 Minuten

Für 2 Personen

150 ml Buttermilch
75 ml Sahne
125 ml Wasser
2 Eigelbe
3 EL Sonnenblumenöl
1 TL abgeriebene Schale
 1 unbehandelten Zitrone
100 g feines Dinkelvollkornmehl
1 TL Weinsteinbackpulver
etwas Meersalz
2 große mürbe Äpfel
2 EL Butter
6 EL Calvados
3 EL Ahornsirup
3 EL Pinienkerne
 oder gehackte Mandeln

1 Die Buttermilch mit Sahne, Wasser, den Eigelben, 1 Esslöffel Öl und Zitronenschale verrühren. Mehl und Backpulver mischen und nach und nach unterrühren, bis ein dünner Teig entsteht. Eine Prise Salz zum Teig geben und ihn etwa 10 Minuten quellen lassen.

2 In der Zwischenzeit die Äpfel schälen, halbieren und das Kerngehäuse herausschneiden. Die Apfelhälften in dünne Scheiben schneiden. Die Butter in einer großen Pfanne zerlassen und die Apfelscheiben darin bei milder Hitze dünsten.

3 Anschließend 3 Esslöffel Calvados angießen und alles weiter garen, bis der Alkohol verdampft ist. Die Pfanne mit den Calvadosäpfeln vom Herd nehmen und beiseite stellen.

4 Eine beschichtete Pfanne (20 cm Durchmesser) mit wenig Öl ausfetten und erhitzen. 3 Esslöffel Teig hineingeben und durch sanftes Schwenken der Pfanne gleichmäßig verteilen. Den Crêpe bei mittlerer Hitze 1/2 bis 1 Minute backen, wenden, weitere 1 bis 2 Minuten backen und dann warm stellen. Insgesamt 8 Crêpes backen. Den Backofen auf 160 °C vorheizen.

5 Jeweils 2 halbe Apfelscheiben auf die Hälfte eines Crêpes legen, zusammenschlagen, dann den halben Crêpe nochmals zusammenschlagen und in eine Auflaufform legen. Die restlichen Crêpes ebenso füllen.

6 Alles mit Ahornsirup und dem restlichen Calvados beträufeln und mit den Pinienkernen bestreuen. Im Ofen auf der mittleren Schiene etwa 8 Minuten backen.

Tipp Der Teig sollte immer leicht fließen. Falls er andickt, müssen Sie ihn mit etwas Buttermilch wieder geschmeidig machen.
Wenn Sie 1 Esslöffel flüssige Butter in den Teig geben, bekommen die Crêpes eine unvergleichlich schöne Farbe.

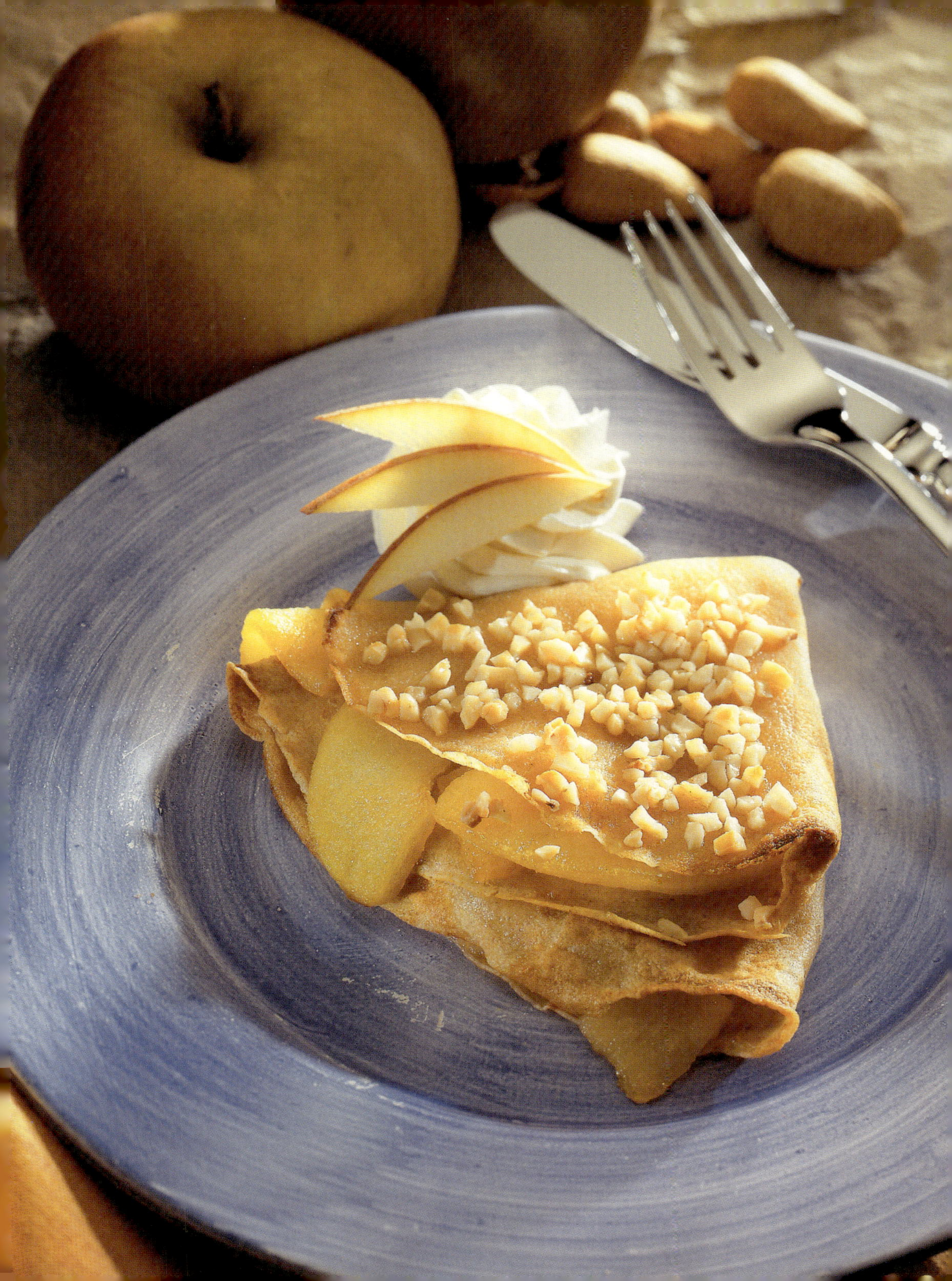

Trauben-Limetten-Kompott

ca. 310 kcal je Portion

Zubereitungszeit: ca. 15 Minuten

Für 1 Person
200 g blaue Weintrauben
Saft von 1 Limette
(oder von 1/2 Zitrone)
1/2 TL Zimtpulver
1 1/2 EL Obstdicksaft (Reformhaus)
1 EL gehackte Walnusskerne

1 Die Trauben waschen, halbieren und mit einem Messer entkernen. Den Limettensaft mit Wasser auf 50 ml auffüllen.
2 Den Saft zusammen mit den Trauben und dem Zimt aufkochen und etwa 2 Minuten bei kleiner Hitze köcheln lassen. Zum Schluss den Obstdicksaft und die gehackten Walnusskerne darunter rühren.
3 Das Kompott erkalten lassen und im Kühlschrank aufbewahren.

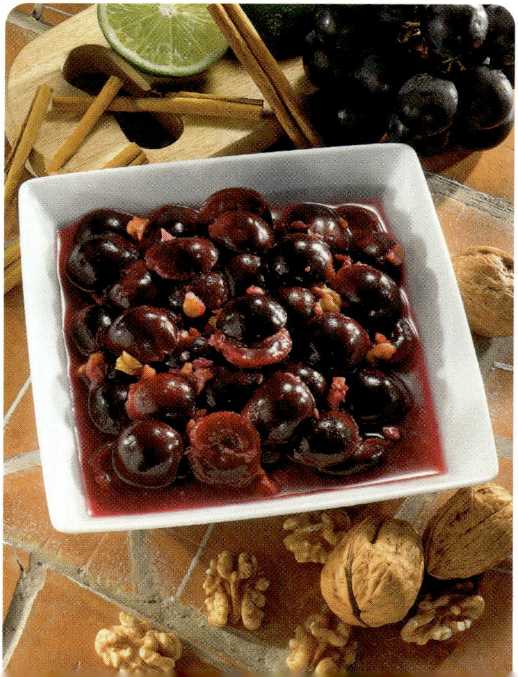

Himbeer-Shake

ca. 210 kcal je Portion

Zubereitungszeit: ca. 5 Minuten

Für 1 Person
50 g frische Himbeeren (oder TK-Beeren)
200 g Sojamilch
1 EL Zitronensaft
1 EL Ahornsirup

1 Die Himbeeren waschen und mit Sojamilch, Zitronensaft und Ahornsirup im Mixer oder mit dem Pürierstab einige Minuten schaumig quirlen.
2 Den Shake in ein großes Glas füllen und gekühlt servieren.

Zum Mitnehmen

Wenn Sie den Shake morgens zubereiten, können Sie ihn in einem Schraubglas oder in einem gut verschließbaren Kunststoffbehälter prima ins Büro mitnehmen. Schütteln Sie ihn vor dem Trinken noch einmal gut durch.

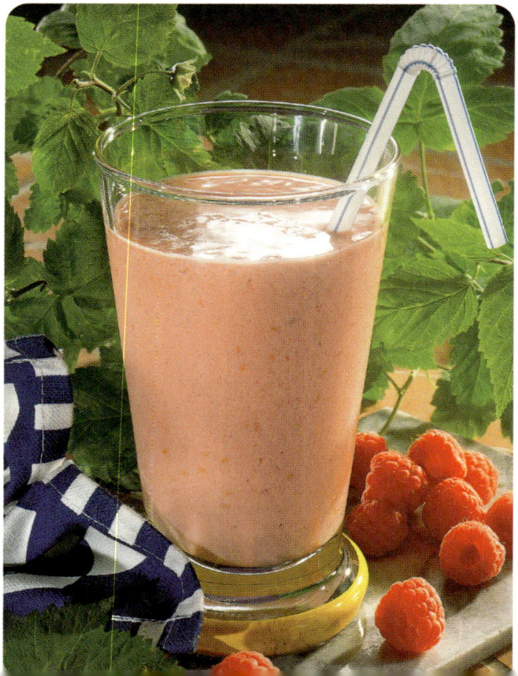

Orangen-Quark-Creme

ca. 360 kcal je Portion

Zubereitungszeit: ca. 15 Minuten
Kühlzeit: mindestens 30 Minuten

Für 1 Person

2 Orangen (davon mindestens 1 unbehandelte)
1 gestrichener TL Agar-Agar-Pulver
100 g Speisequark (20 % Fett i. Tr.)
2 EL saure Sahne
1 EL Zitronensaft
1 EL Obstdicksaft (Reformhaus)
1 TL gehackte, gesalzene Pistazienkerne

1 Von der unbehandelten Orange 1/2 Teelöffel Schale abreiben. Die Orange auspressen. Die andere Orange schälen und in Würfel schneiden.
2 Das Agar-Agar-Pulver in einem kleinen Topf mit der Hälfte des Orangensaftes verrühren.
3 Den restlichen Orangensaft mit Quark, saurer Sahne, Zitronensaft, Obstdicksaft und Orangenschale verrühren.
4 Den Saft mit dem Agar-Agar bis kurz vor dem Kochen erhitzen und dann unter kräftigem Rühren zu dem Orangenquark geben.
5 Die Orangenwürfel darunter rühren und den Quark für mindestens 30 Minuten kalt stellen. Mit den Pistazien bestreuen.

Tipp Agar-Agar ist ein Meeresalgenextrakt, das als Ersatz für Gelatine verwendet wird. Sie bekommen es in Reformhäusern und Naturkostläden.

Marinierte Erdbeeren mit Joghurt

ca. 270 kcal je Portion

Zubereitungszeit: ca. 10 Minuten

Für 1 Person

200 g Erdbeeren
2 EL Ahornsirup
125 g Joghurt (3,5 % Fett)

1 Die Erdbeeren waschen, putzen, klein schneiden und in ein Schälchen geben. Mit dem Ahornsirup beträufeln und etwas ziehen lassen.
2 Den Joghurt mit dem Schneebesen cremig schlagen und unter die Erdbeeren rühren.

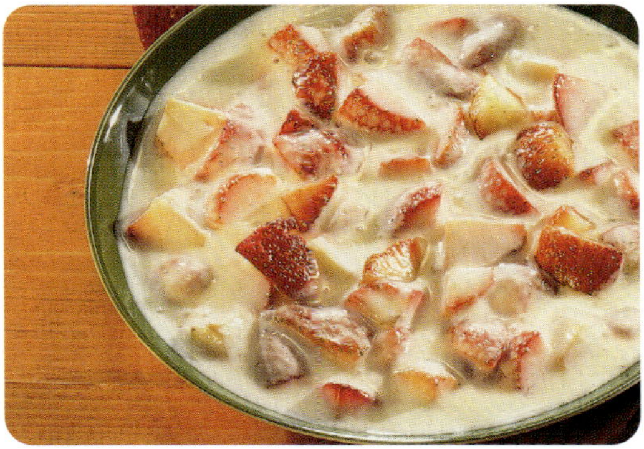

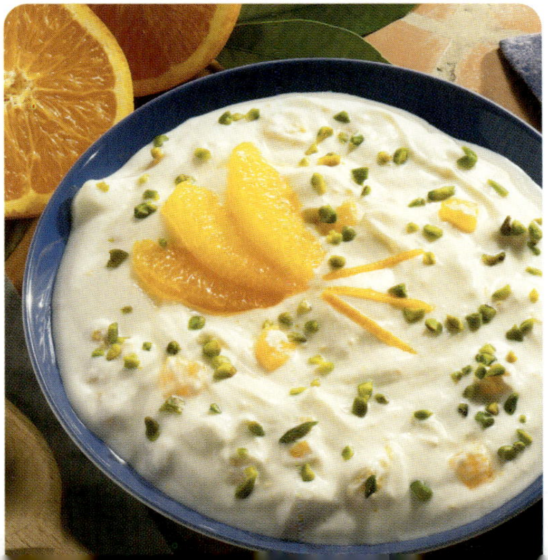

Fruchtiges Quarkgelee

ca. 310 kcal je Portion

Zubereitungszeit: ca. 15 Minuten
Kühlzeit: ca. 4 Stunden

Für 1 Person

1 Blatt weiße Gelatine
125 g Brombeeren oder andere Früchte der Saison (z. B. Himbeeren, Trauben, Kiwi oder Apfelsinen)
125 g Quark (40 % Fett i. Tr.)
1 EL Zitronensaft
1 EL flüssiger Honig
3 Minzeblättchen

1 Die Gelatine für etwa 10 Minuten in kaltem Wasser einweichen. In der Zwischenzeit die Früchte verlesen, waschen und die Hälfte beiseite legen.

2 Den Quark mit dem Zitronensaft und dem Honig kräftig verrühren. Die Hälfte der Früchte mit einer Gabel grob zerdrücken oder klein schneiden und unter den Quark rühren.

3 Die Gelatine gut ausdrücken und bei geringer Hitze in einem kleinen Topf auflösen, dann nach und nach unter die Quarkcreme rühren.

4 Das Quarkgelee in eine Dessertschale füllen und für etwa 4 Stunden kalt stellen. Anschließend mit den restlichen Früchten sowie den Minzeblättchen garnieren.

Variante

Einen erfrischenden Drink erhalten Sie, wenn Sie die Gelatine weglassen, den Quark durch Kefir ersetzen und alle Zutaten pürieren.

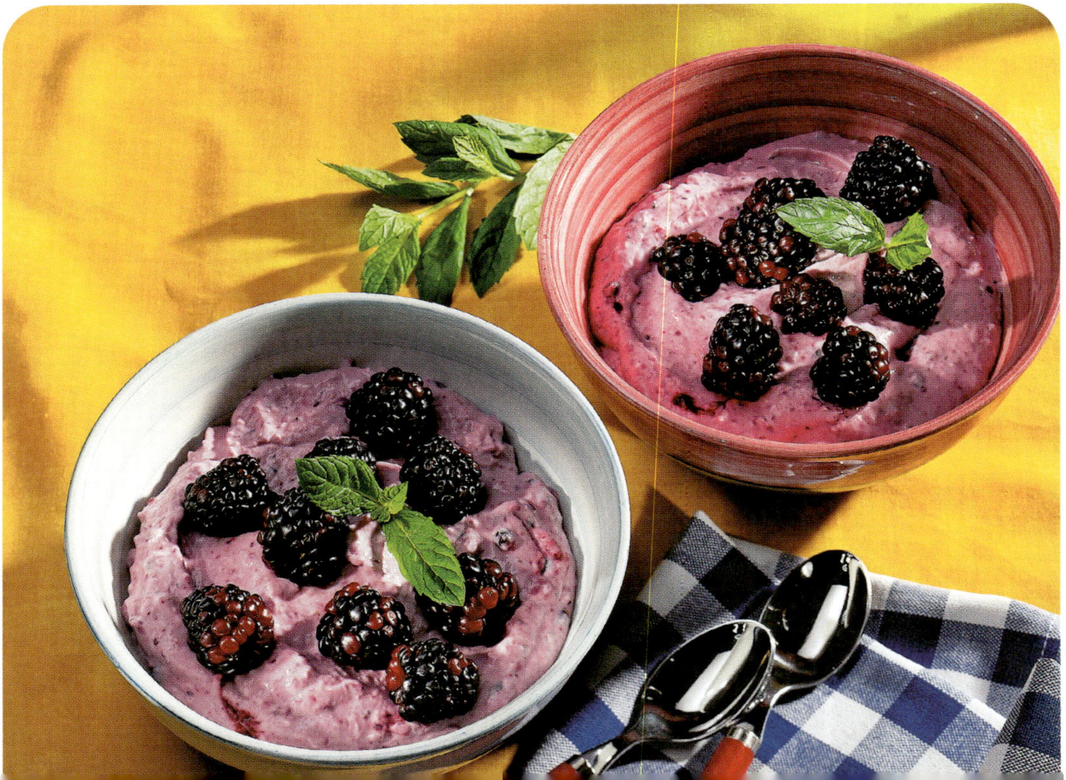

Brokkoli-Tomaten-Salat

ca. 290 kcal je Portion

Zubereitungszeit: ca. 25 Minuten

Für 1 Person
150 g Brokkoli (frisch oder TK)
1 Tomate • 1 EL Mandelblättchen • 1 TL Obstessig
1 EL Wasser • 1/4 TL Kräutersalz
2 EL kalt gepresstes Sonnenblumenöl

1 Den Brokkoli waschen, putzen und die Röschen abschneiden. Die Stiele schälen und in Scheiben schneiden. Den Brokkoli in etwa 5 Minuten bissfest dünsten, dann abtropfen und abkühlen lassen.
2 Die Tomate über Kreuz einritzen, kurz überbrühen, abschrecken und enthäuten. Sie dann halbieren, entkernen und den Stielansatz herausschneiden. Das Fruchtfleisch in kleine Würfel schneiden.
3 Die Mandelblättchen in einer Pfanne ohne Fett anrösten, das macht sie aromatischer.
4 Den Essig mit 1 Esslöffel Wasser und dem Kräutersalz verrühren und das Öl darunter schlagen. Den Brokkoli und die Tomaten mit der Sauce mischen.
5 Den Salat kurz vor dem Servieren mit den Mandelblättchen bestreuen.

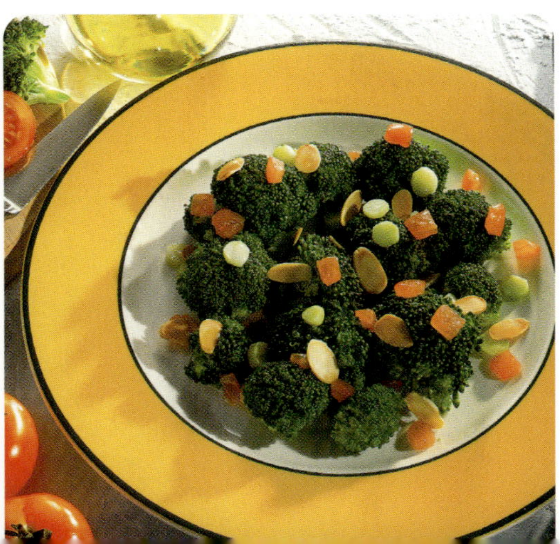

Zucchinirohkost

ca. 190 kcal je Portion

Zubereitungszeit: ca. 10 Minuten

Für 1 Person
1 kleiner Zucchini (ca. 150 g)
1 EL kalt gepresstes Distelöl
50 g Joghurt (3,5 % Fett)
1/2 TL abgeriebene Schale
1 unbehandelten Zitrone
1 EL fein geschnittener Dill
1/4 TL Kräutersalz

1 Den Zucchini waschen, putzen und in feine Stifte schneiden.
2 Das Öl mit dem Joghurt, der Zitronenschale und dem Dill verrühren und mit Kräutersalz abschmecken.
3 Die Zucchinistifte erst kurz vor dem Verzehr mit der Sauce mischen.

Zum Mitnehmen
Für den kleinen Hunger zwischendurch im Büro ist die Rohkost bestens geeignet. Verpacken Sie aber Zucchini und Sauce getrennt, und mischen Sie beides erst kurz vor dem Essen.

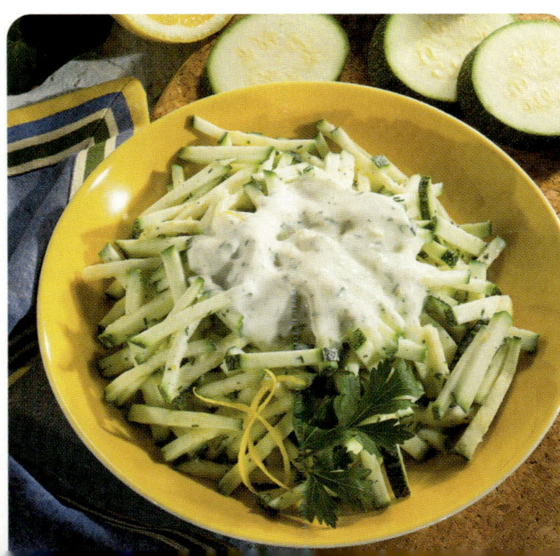

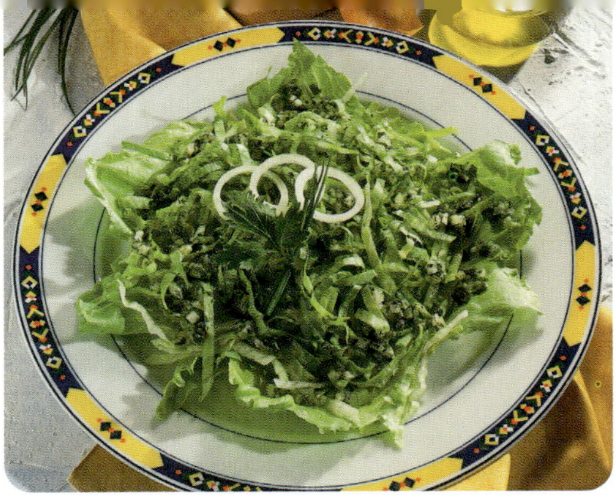

Blattsalat mit klarem Kräuterdressing

ca. 110 kcal je Portion

Zubereitungszeit: ca. 15 Minuten

Für 1 Person

8–10 Salatblätter (z. B. Endivien- oder Eisbergsalat)
1 kleine Zwiebel
2 TL Obstessig
1 EL Wasser
etwas Kräutersalz
1 EL kalt gepresstes Öl (z. B. Oliven-, Sonnenblumen- oder Distelöl)
1 TL fein geschnittener Dill
1 TL fein gehackte Petersilie
1 TL Schnittlauchröllchen

1 Den Salat waschen, verlesen und trocken schleudern. Die Zwiebel schälen und fein hacken.
2 Den Essig mit 1 Esslöffel Wasser und dem Kräutersalz verrühren. Öl, Zwiebel, Dill, Petersilie und Schnittlauch dazugeben und alles gut miteinander verrühren.
3 Den Salat zerpflücken oder in Streifen schneiden und mit dem Dressing mischen.

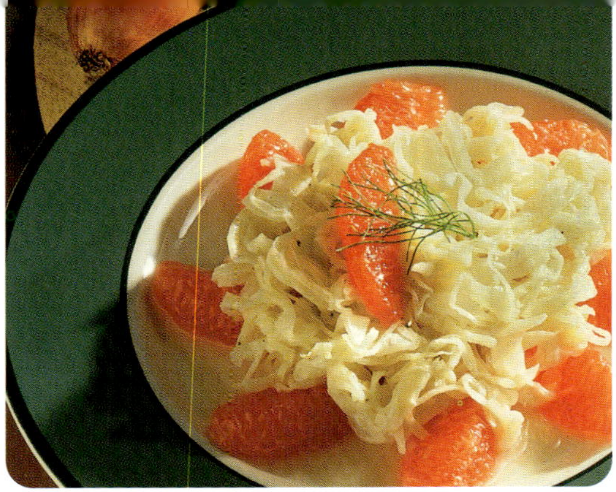

Sauerkrautsalat mit rosa Grapefruit

ca. 230 kcal je Portion

Zubereitungszeit: ca. 10 Minuten

Für 1 Person

1 rosa Grapefruit
100 g rohes Sauerkraut
2 EL Joghurt (3,5 % Fett)
2 EL Obstdicksaft (Reformhaus)
1 Msp. gemahlene Fenchelsamen

1 Die Grapefruit filetieren. Dazu die Schale mitsamt der weißen Haut mit einem scharfen Messer abschneiden. Dann die Grapefruitfilets aus den Trennhäuten herausschneiden. Die Filets in mundgerechte Stücke schneiden.
2 Das Sauerkraut zerpflücken. Den Joghurt mit Obstdicksaft und dem Fenchel verrühren und mit dem Sauerkraut und den Grapefruitfilets mischen.

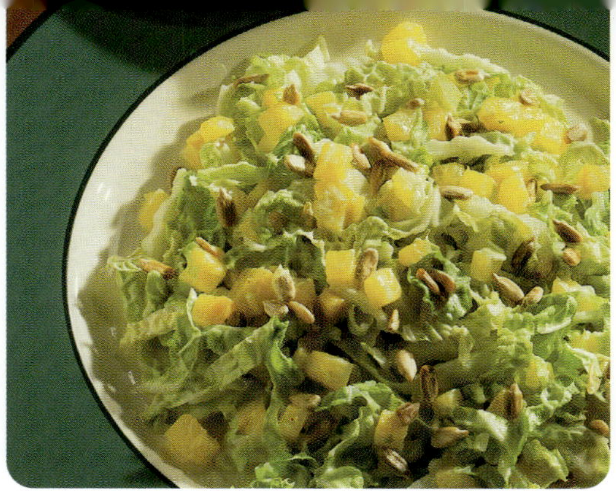

Chinakohl-Ananas-Salat

ca. 180 kcal je Portion

Zubereitungszeit: ca. 15 Minuten

Für 1 Person

1 EL Sonnenblumenkerne
150 g Chinakohl
1 Scheibe frische Ananas
2 EL Joghurt (3,5 % Fett)
2 EL Zitronensaft
1 EL Ahornsirup

1 Die Sonnenblumenkerne in einer Pfanne ohne Fett anrösten.
2 Den Chinakohl waschen, putzen und in Streifen schneiden. Die Ananasscheibe schälen und den mittleren Strunk herausschneiden. Die Scheibe in feine Würfel schneiden.
3 Den Joghurt mit dem Zitronensaft und dem Ahornsirup verrühren. Die Sauce erst kurz vor dem Verzehr mit dem Chinakohl und den Ananaswürfeln mischen. Den Salat mit den Sonnenblumenkernen bestreuen.

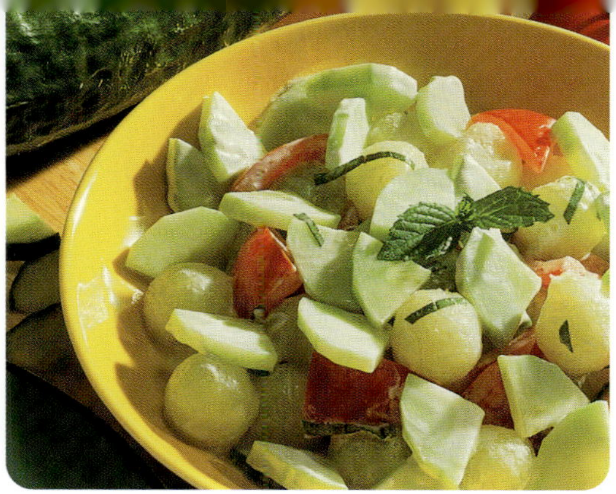

Melonen-Minz-Salat

ca. 150 kcal je Portion

Zubereitungszeit: ca. 15 Minuten

Für 1 Person
Für den Salat

¼ Galiamelone • 1 Tomate
1 Stück Salatgurke (ca. 10 cm lang)

Für die Sauce

1 EL Joghurt • 1 EL saure Sahne
2 EL Zitronensaft • 1 TL Obstdicksaft (Reformhaus)
etwas Meersalz • 2 Stiele frische Minze

1 Das Melonenviertel schälen und die Kerne entfernen. Das Fruchtfleisch in Würfel schneiden oder mit einem Kugelausstecher aus der Schale lösen.
2 Die Tomate waschen, achteln und den Stielansatz herausschneiden. Die Achtel quer halbieren. Die Gurke schälen, der Länge nach vierteln und die Viertel in dünne Scheiben schneiden.
3 Den Joghurt mit saurer Sahne, Zitronensaft, Obstdicksaft und Salz verrühren.
4 Die Minze waschen, die Blättchen von den Stielen zupfen, in Streifen schneiden und in die Sauce geben. Diese kurz vor dem Verzehr mit den Salatzutaten mischen.

Lachstatar auf Toast

ca. 400 kcal pro Portion

Zubereitungszeit: ca. 20 Minuten

Für 2 Personen
1 Zwiebel
200 g gebeizter Lachs
1 Eigelb
4 Scheiben Vollkorntoast
2 EL Butter
1 kleiner Bund Dill

1 Die Zwiebel schälen und sehr fein hacken. Den Lachs in kleine Würfel schneiden und mit der Zwiebel und dem Eigelb vermischen.
2 Die Brotscheiben knusprig toasten, gleichmäßig mit der Butter bestreichen und mit dem Lachstatar belegen.
3 Den Dill kurz mit Wasser abbrausen und trocken schütteln. Zum Schluss die Toasts mit einigen Dillfähnchen garniert servieren.

Tipp Zu diesem feinen Gericht empfehle ich als Beilage einen Feldsalat oder einige Kirschtomaten.

Zucchinigulasch

ca. 90 kcal pro Portion

Zubereitungszeit: ca. 20 Minuten

Für 2 Personen
1 Zwiebel
etwas Öl
Salz
3–4 kleine Zucchini
etwas Vollkornmehl
rotes Paprikapulver
1/2 Würfel Gemüsebrühe
2 EL saure Sahne

1 Die Zwiebel schälen, klein hacken und in heißem Öl glasig dünsten.
2 In der Zwischenzeit die Zucchini waschen, das Stielende abschneiden und in kleine Würfel schneiden.
3 Die Zucchiniwürfel zu den Zwiebeln geben. Mit Salz und Paprika würzen. Mit Vollkornmehl bestäuben und etwas Wasser dazugießen. Den Brühewürfel in der Mischung auflösen.
4 Die Zucchini bissfest garen. Kurz vor dem Servieren die saure Sahne einrühren.

Tipp Zu dem Zucchinigulasch schmecken Petersilienkartoffeln. Anstelle der Zucchini kann man auch Kürbis verwenden.

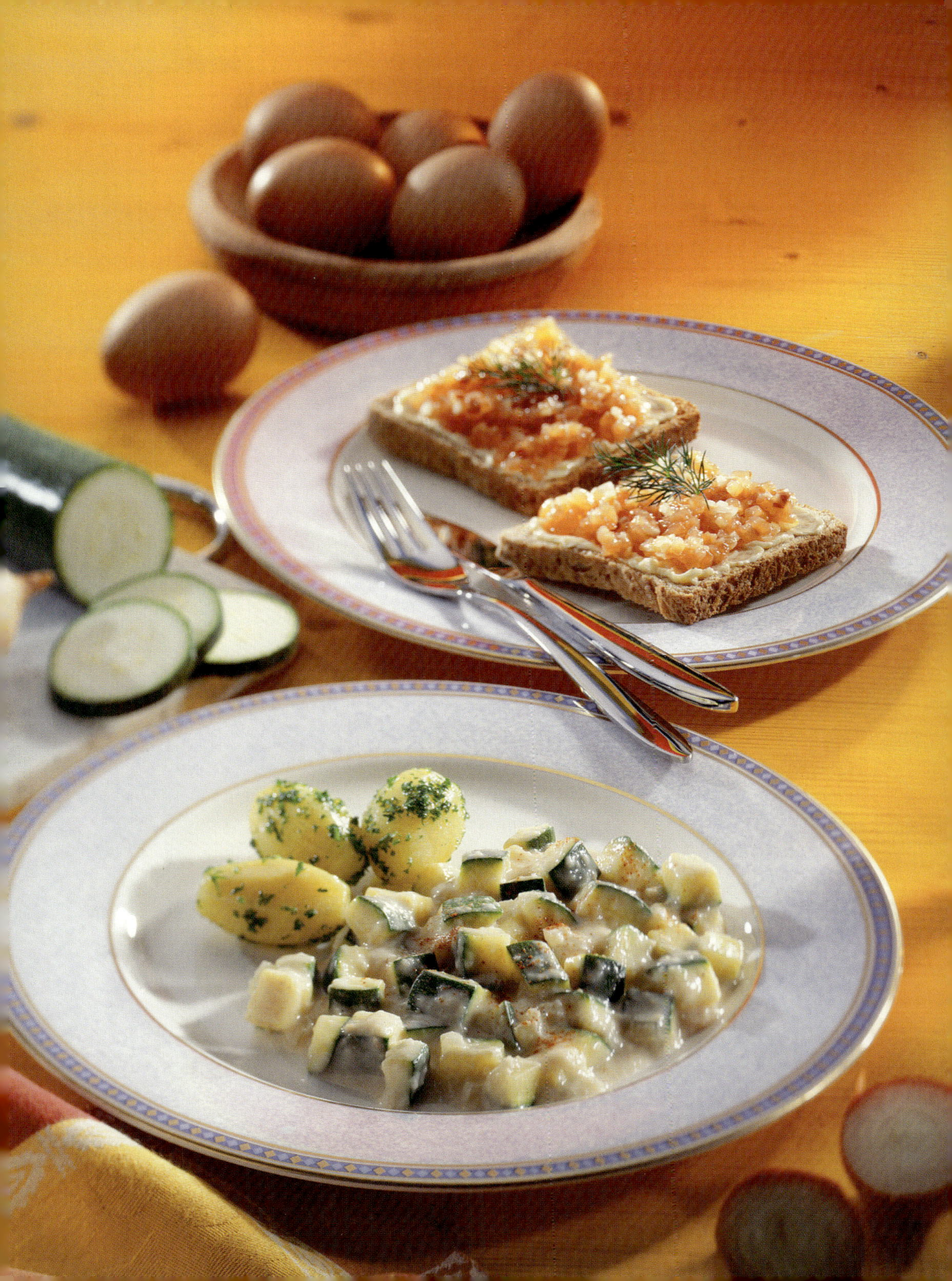

Mandel-Möhren-Törtchen

ca. 150 kcal je Stück

Zubereitungszeit: ca. 15 Minuten
Backzeit: 30 Minuten

Ergibt ca. 10 Stück
1 mittelgroße Möhre (ca. 125 g)
2 frische Eier
2 EL flüssiger Honig
etwas abgeriebene Zitronenschale
125 g gemahlene Mandeln
1 Prise Meersalz
10 kleine Papierbackförmchen

1 Den Backofen auf 150 °C vorheizen. Die Möhren waschen, putzen, schaben und fein reiben. Die Eier trennen.

2 Das Eigelb zusammen mit der Obstdicksaft (Reformhaus) und der Zitronenschale mit dem elektrischen Handrührgerät oder mit dem Schneebesen der Küchenmaschine in etwa 5 Minuten sehr schaumig rühren.

3 Die Möhren und die Mandeln zu der Masse geben und unterrühren. Das Eiweiß mit dem Salz zu steifem Schnee schlagen und vorsichtig unter den Teig heben.

4 Den Teig mit einem Löffel in die leicht gefetteten Papierbackförmchen geben und im Backofen auf der mittleren Schiene 30 Minuten backen. Der Teig muss nach dem Backen leicht feucht sein.

Tipp In einer gut verschließbaren Dose halten sich die Törtchen mehrere Tage frisch.

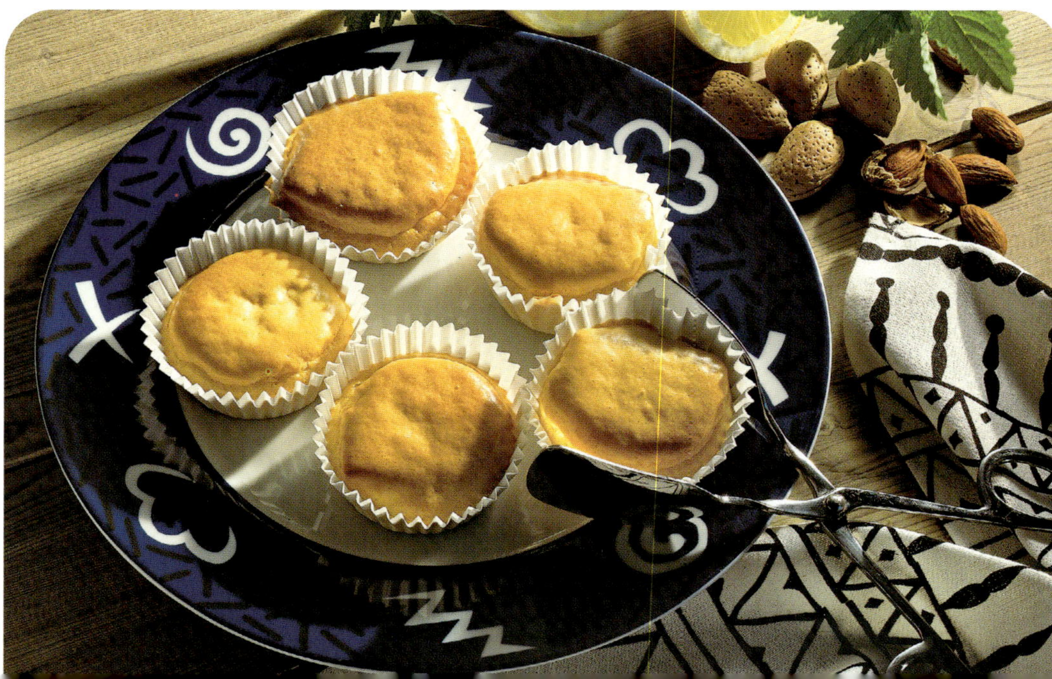

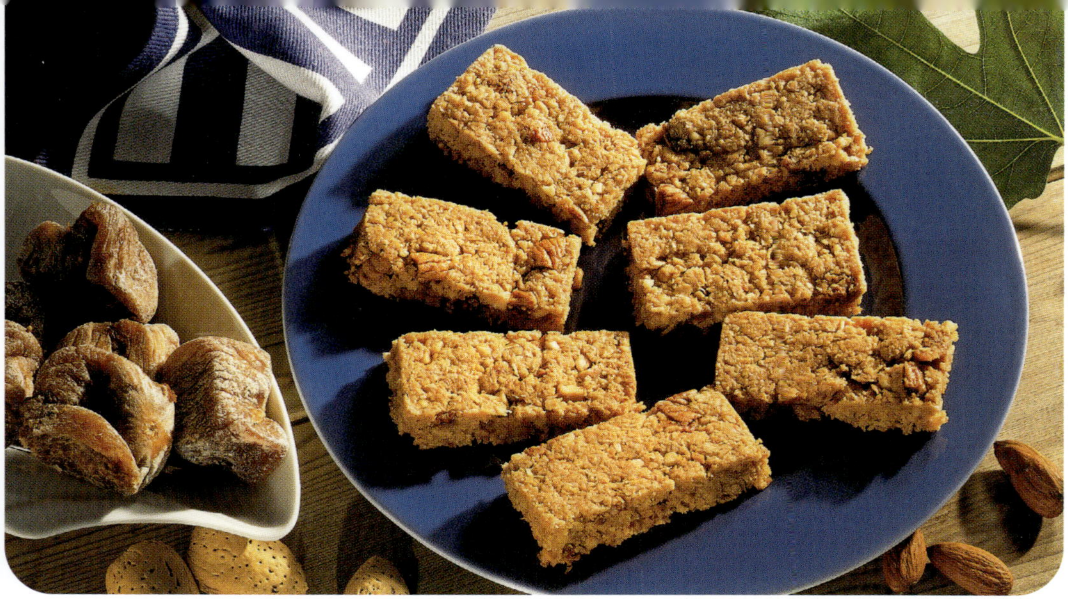

Knusperriegel

ca. 120 kcal je Stück

Zubereitungszeit: ca. 15 Minuten
Backzeit: ca. 15 Minuten

Ergibt ca. 10 Stück
3 getrocknete Feigen
2 $^1/_2$ EL Butter
75 g flüssiger Honig
100 g Haferflocken
1 EL Kokosraspel
75 g gemahlene Mandeln
1 EL gehackte Mandeln
1 Eigelb (Größe L)
1 Stück Backtrennpapier

1 Den Backofen auf 150 °C vorheizen. Die Feigen in kleine Würfel schneiden.

2 Die Butter und den Honig in einer Pfanne unter Rühren schmelzen. Haferflocken, Kokosraspel, gemahlene und gehackte Mandeln und das Eigelb zugeben.

3 Die Feigen unter die Masse rühren. Ein Backblech mit Backtrennpapier auslegen und die Masse etwa 12 x 20 cm groß darauf streichen. Sie mit einer Palette flach drücken und im Backofen auf der mittleren Schiene etwa 15 Minuten backen.

4 Das Gebäck anschließend etwa 30 Minuten mit dem Backpapier auf einem Rost abkühlen lassen. Es dann mit einem scharfen Messer in 10 Riegel schneiden. Das Backpapier entfernen und die Riegel auf dem Rost abkühlen und nachhärten lassen.

5 Die Riegel dann in eine gut verschließbare Dose verpacken. Dabei zwischen die Lagen Butterbrotpapier legen.

Tipp Sie können die Riegel in der Dose mehrere Tage aufheben.

Mandelkuchen vom Blech

ca. 275 kcal pro Stück

Zubereitungszeit: ca. 35 Minuten
Backzeit: ca. 15 Minuten

Ergibt ca. 20 Stück
200 g Haferflocken
200 g Dinkelvollkornmehl
abgeriebene Schale ½ unbehandelten Zitrone
1 Päckchen Weinsteinbackpulver
225 g kalte Butter
230 g Rapshonig
1 Eigelb
50 ml Wasser
150 ml Sahne
200 g gehackte Mandeln

Tipp So können Sie den Teig gut ausrollen: Drücken Sie dazu die Teigkugel etwas flach und legen Sie sie zwischen 2 Lagen Frischhaltefolie. So lässt sich der Teig ausrollen, ohne an der Kuchenrolle oder der Arbeitsfläche festzukleben

1 Die Haferflocken mit dem Dinkelvollkornmehl, der Zitronenschale und dem Backpulver in einer großen Schüssel gut mischen. Den Backofen auf 180 °C vorheizen.

2 Gut 125 g der kalten Butter in Stücke schneiden, zur Mehlmischung geben und 80 g Honig, das Eigelb, 50 ml Wasser und 5 Esslöffel Sahne hinzufügen. Alles zu einem geschmeidigen Teig verkneten. Den Teig in Frischhaltefolie einschlagen und für etwa 10 Minuten im Kühlschrank ruhen lassen.

3 Inzwischen ein kleines Backblech (etwa 30 x 30 cm) einfetten. Den Teig auf das Blech geben und mit angefeuchteten Händen glatt drücken.

4 Für den Belag die restliche Butter in einem Topf zerlassen. Die gehackten Mandeln zusammen mit der restlichen Sahne und 150 g Honig hinzufügen. Alles unter Rühren kurz aufkochen lassen, dann die Masse sofort auf dem Teig verteilen und glatt streichen.

5 Den Kuchen im Ofen auf der mittleren Schiene etwa 15 Minuten goldbraun backen, herausnehmen und erkalten lassen. Ihn anschließend in 20 gleich große Stücke schneiden.

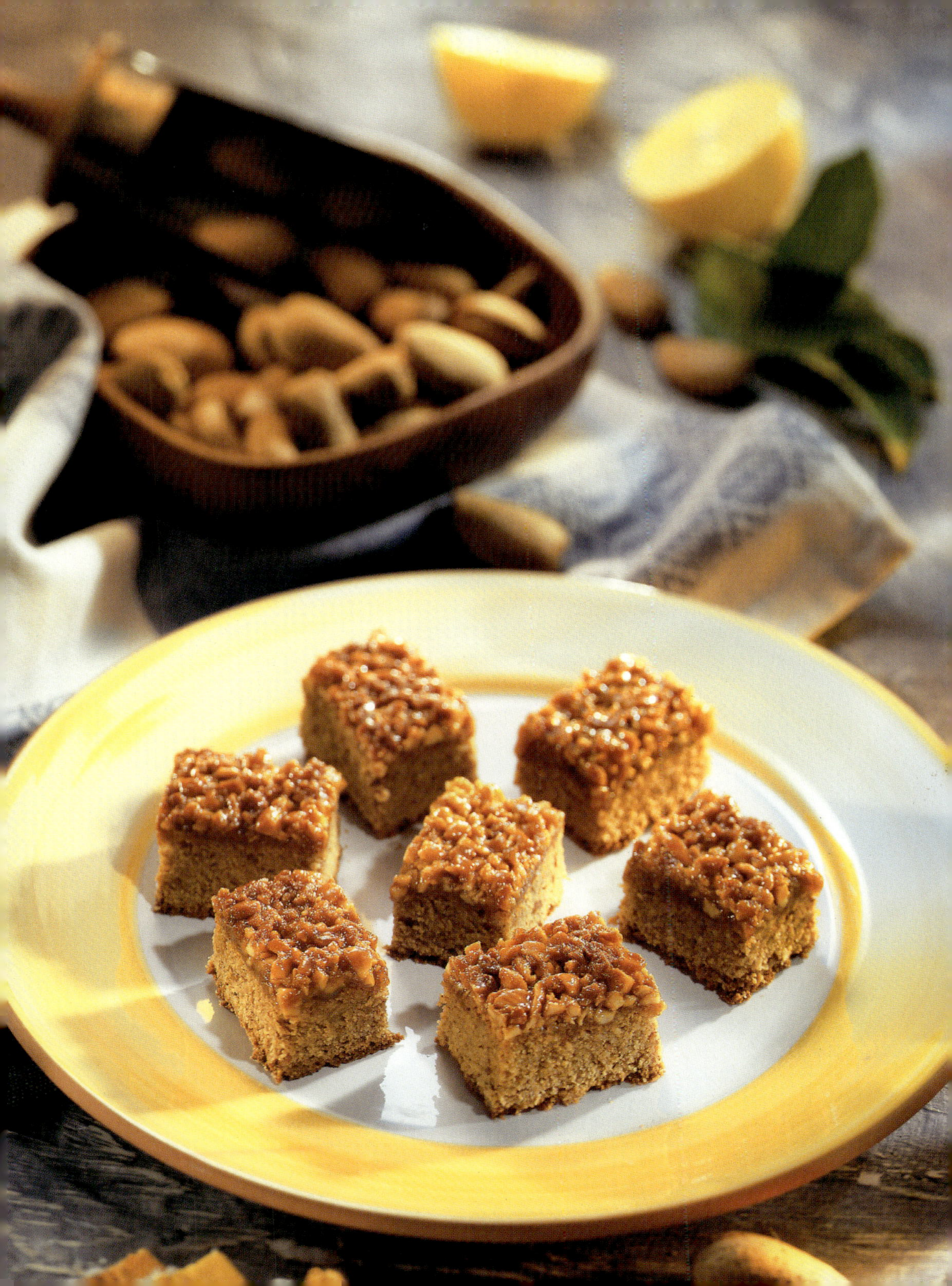

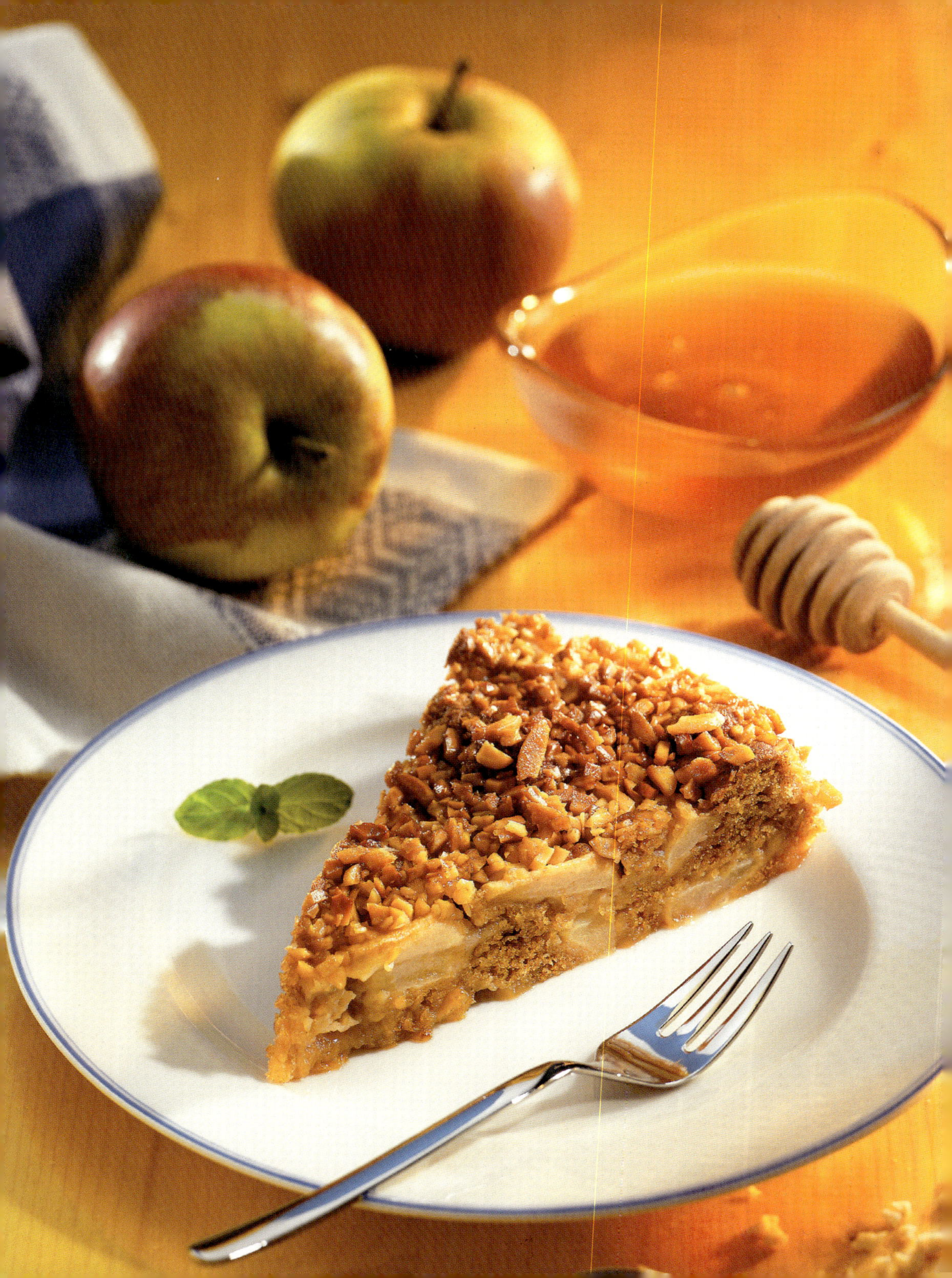

Kerniger Apfelkuchen mit Mandelhaube

ca. 370 kcal pro Stück

Zubereitungszeit: ca. 1 Stunde
Backzeit: ca. 30 Minuten

Ergibt ca. 12 Stücke
Für den Teig
3 Eigelbe
6 EL Sonnenblumenöl
150 g flüssiger Honig
2 EL abgeriebene Schale
1 unbehandelten Zitrone
250 g feines Dinkelvollkornmehl
1 Päckchen Backpulver
5 EL Sahne
3 EL Wasser
4 mürbe Äpfel
etwas Butter für die Form

Für den Belag
70 g Butter
150 g gehackte Mandeln
70 g Sahne
120 g Honig

1 Für den Teig die Eigelbe mit dem Öl und dem Honig cremig verrühren. Dann die Zitronenschale und das Salz hinzufügen.
2 Das Mehl mit dem Backpulver mischen und unter die Eicreme ziehen. Die Sahne mit dem Wasser mischen und unter den Teig rühren. Alles kurze Zeit quellen lassen.
3 In der Zwischenzeit die Äpfel schälen, vierteln, das Kerngehäuse herausschneiden und die Früchte in kleine Spalten schneiden. Den Backofen auf 160 °C vorheizen.
4 Die Äpfel sofort unter den Teig rühren. Eine Springform mit der Butter ausfetten (26 cm Durchmesser), den Teig hineingeben und glatt streichen.
5 Für den Belag die Butter schmelzen lassen. Die gehackten Mandeln zusammen mit der Sahne und dem Honig hinzufügen. Alles unter Rühren kurz aufkochen lassen und die Masse noch heiß auf dem Teig verteilen.
6 Den Kuchen auf der mittleren Schiene des Ofens etwa 25 bis 30 Minuten backen.

Gerichte zum Mitnehmen

Smörrebröd mit Dillbutter

ca. 370 kcal je Portion ▢ *Foto auf Seite 72*

Zubereitungszeit: ca. 10 Minuten

Für 1 Person
1 EL sehr weiche Butter
1 EL fein geschnittener Dill
½ TL abgeriebene Schale
1 unbehandelten Zitrone
2 große Scheiben Weizenvollkornbrot
2 Salatblätter
1 Scheibe Räucherlachs
3 gedünstete Spargelstangen
je einige Tomaten- und Gurkenscheiben

1 Die Butter mit dem Dill und der Zitronenschale verrühren. Die Brotscheiben mit der Dillbutter bestreichen und halbieren. Die Salatblätter waschen und trocken tupfen.
2 Auf die eine halbe Brotscheibe ein Salatblatt, den Lachs und die Spargelstangen legen und mit der anderen Hälfte bedecken.
3 Das zweite Brot mit dem anderen Salatblatt sowie mit den Tomaten- und Gurkenscheiben belegen und die zweite Hälfte darauf legen.

Brot mit Basilikumquark und Bündner Fleisch

ca. 420 kcal je Portion ▢ *Foto auf Seite 72*

Zubereitungszeit: ca. 10 Minuten

Für 1 Person
6–7 Basilikumblättchen
2 EL Speisequark (20 % Fett i. Tr.)
1 EL Sahne
etwas Kräutersalz
2 Scheiben Vollkornbrot
1 Salatblatt
2 Tomatenscheiben
30 g Bündner Fleisch

1 Die Basilikumblättchen waschen, trocken tupfen und in Streifen schneiden. Den Quark mit der Sahne und dem Kräutersalz verrühren und das Basilikum dazugeben.
2 Beide Brotscheiben mit dem Quark bestreichen. Eine Scheibe mit dem gewaschenen Salatblatt, den Tomatenscheiben und dem Bündner Fleisch belegen. Mit der anderen Brotscheibe zudecken.

Brot mit Kerbel-Käse-Creme

ca. 400 kcal je Portion ▢ *Foto auf Seite 72*

Zubereitungszeit: ca. 10 Minuten

Für 1 Person
50 g Brie
1 EL Speisequark (20 % Fett i. Tr.)
1 EL gehackter Kerbel
etwas Cayennepfeffer
2 mittelgroße Scheiben Vollkornbrot
1 Salatblatt
3 Gurkenscheiben

1 Den Brie mit einer Gabel zerdrücken. Den Quark und den Kerbel dazugeben und alles glatt rühren. Die Creme mit Cayennepfeffer würzen.
2 Die Brotscheiben mit der Käsecreme bestreichen. Das Salatblatt waschen und trocken tupfen. Den Salat und die Gurkenscheiben auf 1 Brotscheibe geben und die andere Brotscheibe darauf legen.

Tipp Zu dem Brot passen frische Tomaten oder ein neutraler Salat sehr gut.

Kräuterbrot mit Radieschensalat

ca. 330 kcal je Portion ▢ *Foto auf Seite 72*

Zubereitungszeit: ca. 20 Minuten

Für 1 Person
Für das Brot
1 EL sehr weiche Butter
2 TL fein gehackte Petersilie
1 TL Schnittlauchröllchen
etwas abgeriebene unbehandelte Zitronenschale
Kräutersalz
Paprikapulver
1 Scheibe Vollkornbrot

Für den Salat
1 Bund Radieschen
1 Frühlingszwiebel
50 g Joghurt
1 EL Sonnenblumenöl
1 TL Obstessig
1/2 TL Kräutersalz

1 Die Butter mit Kräutern und Zitronenschale verrühren. Mit Kräutersalz und Paprikapulver würzen.
2 Die Radieschen waschen, putzen und in feine Stifte schneiden. Die Frühlingszwiebel waschen, putzen und fein würfeln. Beides abfüllen.
3 Den Joghurt mit dem Öl mischen und den Essig darunterrühren. Mit Kräutersalz abschmecken und abfüllen.
4 Das Brot mit der Kräuterbutter bestreichen, zusammenklappen und einpacken.
5 Die Sauce kurz vor dem Verzehr über den Salat geben.

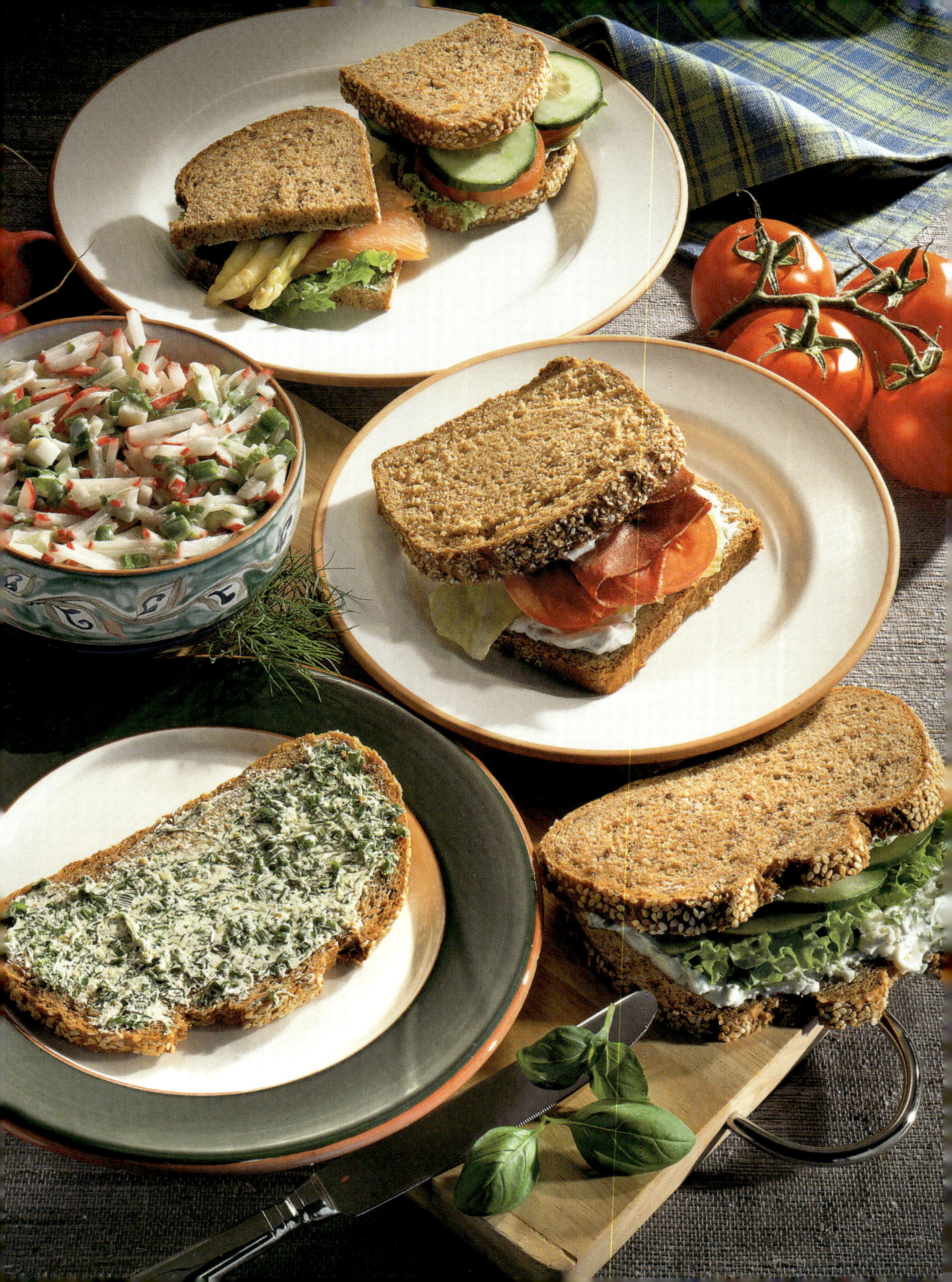

Kräuterquark mit Radieschenstiften

ca. 210 kcal je Portion

Zubereitungszeit: ca. 10 Minuten

Für 1 Person

125 g Quark (20 % Fett i. Tr.)
4 EL Mineralwasser
4 Dillzweige
1/2 Bund Schnittlauch
1 TL Kräutersalz
1 TL Paprikapulver, edelsüß
100 g Salatgurke
3 Radieschen
1 EL Sonnenblumenkerne

1 Den Quark mit dem Mineralwasser cremig rühren. Dill und Schnittlauch waschen, trocken schütteln und fein hacken. Die Kräuter unter den Quark mischen und alles mit Kräutersalz und Paprikapulver abschmecken.
2 Die Gurke schälen, fein raspeln und unter den Quark mischen.
3 Die Radieschen waschen, putzen und in feine Stifte schneiden. Zusammen mit den Sonnenblumenkernen auf den Quark streuen.

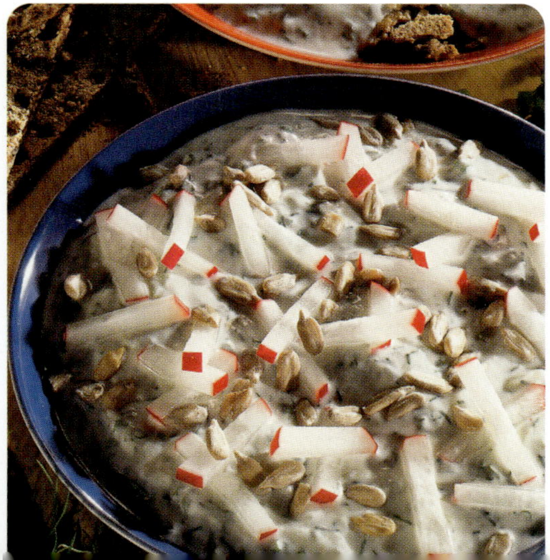

Lauchomelett

ca. 330 kcal pro Portion

Zubereitungszeit: ca. 20 Minuten

Für 2 Personen

200 g Lauch
2 EL Speiseöl
4 Eier
1 EL frisch geriebener Parmesan
1 EL Sesamsamen
1 Msp. Meersalz
1 Msp. frisch geriebene Muskatnuss

1 Den Lauch putzen, waschen und in feine Ringe schneiden. In einer beschichteten Pfanne in heißem Öl anbraten und weich dünsten.
2 Die Eier in einer Schüssel aufschlagen, gut verquirlen, den Parmesan und den Sesam untermischen. Mit Salz und Muskatnuss würzen.
3 Die Eiermasse über den Lauch gießen, nicht mehr umrühren und bei geringer Hitze in etwa 8 Minuten stocken lassen. Dann das Omelett mithilfe eines Tellers wenden und zugedeckt fertig garen.
4 Das Lauchomelett auf einen großen Teller gleiten lassen und in 2 Stücke schneiden.

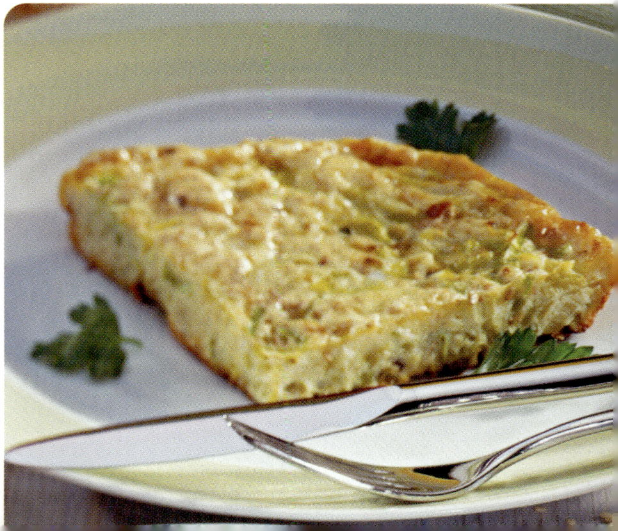

Gemüsepaella

ca. 650 kcal pro Portion

Zubereitungszeit: ca. 1 Stunde

Für 2 Personen

1 kleine Zucchini
1 rote Paprikaschote
125 g kleine Champignons
1 Zwiebel
1 Knoblauchzehe
6 EL kalt gepresstes Olivenöl
100 g Basmatireis
1/2 TL Safran
300 ml vegetarische Gemüsebrühe (Instant)
1/2 Aubergine
2 TL Meersalz
4 EL TK-Erbsen
12 geschälte Mandeln
12 schwarze Oliven
1 TL Kräutersalz
1 Bund glatte Petersilie

Tipp Kalt oder warm – Paella schmeckt immer. Daher ist sie ein gutes Mitnahmegericht für die Arbeit.

1 Die Zucchini putzen, waschen und in fingerdicke Stifte schneiden. Die Paprikaschote waschen, vierteln, putzen und in schmale Streifen schneiden. Die Champignons mit Küchenkrepp abreiben und putzen.

2 Zwiebel und Knoblauch schälen und beides fein würfeln. 2 Esslöffel Öl in einer Pfanne erhitzen, Zwiebel und Knoblauch darin glasig dünsten.

3 Den Reis dazugeben und kurz mitbraten. Den Safran darüber stäuben, das restliche Gemüse und die Pilze hinzufügen. Alles unter Rühen schmoren lassen.

4 Dann die Reismischung mit der Gemüsebrühe ablöschen und bei mittlerer Hitze etwa 25 Minuten garen.

5 Inzwischen die Aubergine waschen und in 1 cm breite Scheiben schneiden, diese mit Salz bestreuen und 10 Minuten ziehen lassen. Trocken tupfen und in einer weiteren Pfanne in 4 Esslöffel Öl von jeder Seite braun braten.

6 Erbsen, Mandeln und Oliven zur Paella geben und alles etwa 5 Minuten weitergaren bis die Flüssigkeit fast ganz aufgesogen ist. Mit Kräutersalz pikant würzen.

7 Zum Schluss die Auberginenscheiben dekorativ auf die Paella setzen. Mit der gewaschenen Petersilie garnieren und in der Pfanne servieren.

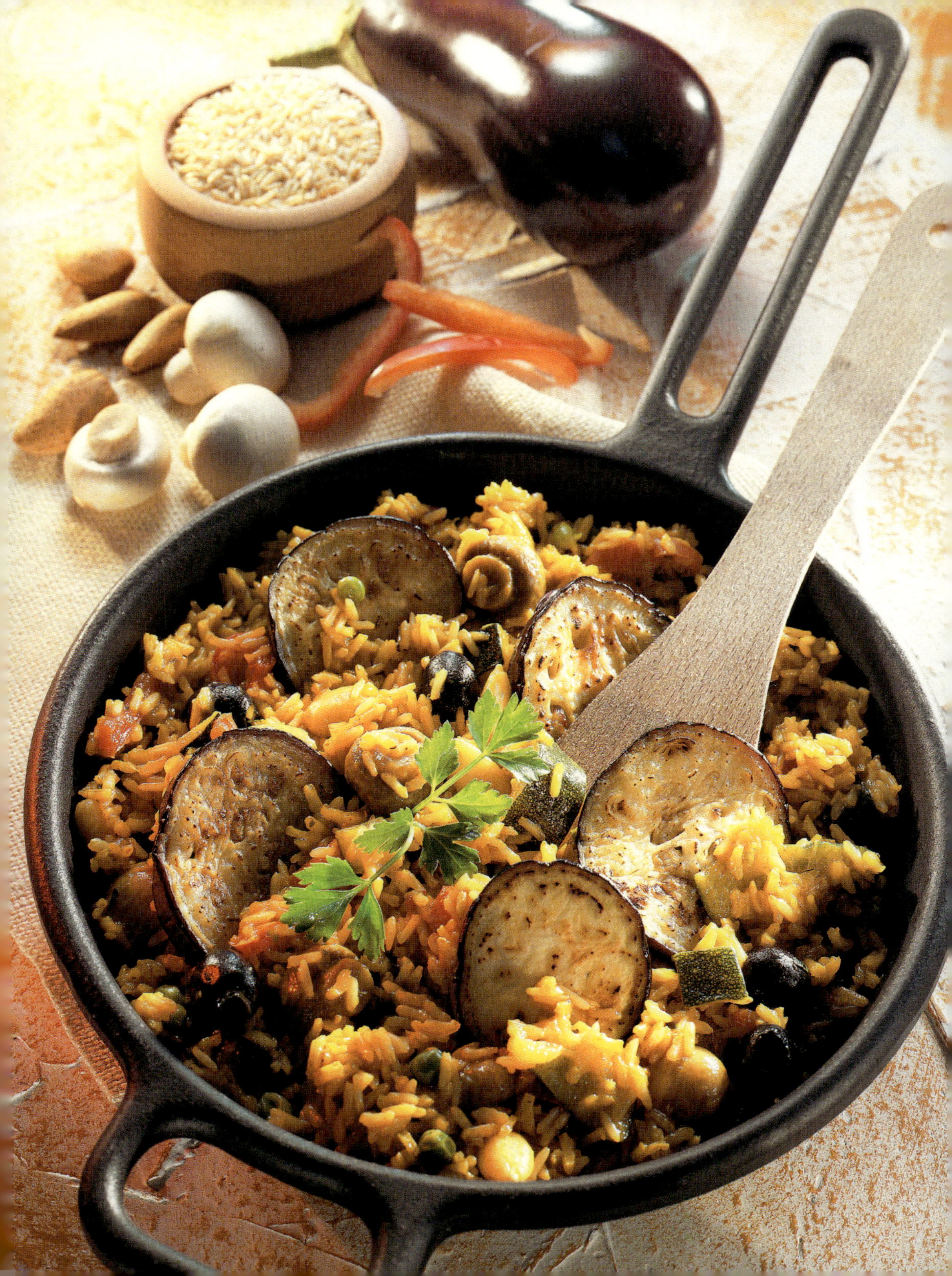

Pilzkuchen

ca. 330 kcal pro Portion

Zubereitungszeit: ca. 1 Stunde
Zeit zum Gehen: ca. 45 Minuten

Für 2 Personen

Für den Teig

40 g Hefe
120 ml lauwarmes Wasser
200 g feines Dinkelvollkornmehl
1 TL kalt gepresstes Olivenöl
1 TL Meersalz
etwas Butter für die Form

Für den Belag

500 g Austernpilze oder Champignons
1 ½ EL kalt gepresstes Olivenöl
½ TL Kräutersalz

Für die Kräuterbutter

½ TL Oregano
½ TL Rosmarin
¼ TL Majoran
2 EL Butter
1 durchgepresste Knoblauchzehe

Außerdem

100 g Mozzarella

1 Für den Teig die Hefe mit der Hälfte des warmen Wassers verrühren. 2 Esslöffel Mehl hinzufügen, vermischen und alles etwa 15 Minuten an einem warmen Ort zugedeckt gehen lassen.
2 Das übrige Mehl in eine Schüssel geben und in die Mitte eine Mulde drücken. Das restliche Wasser, das Öl und den Vorteig hineingeben, salzen und alles zu einem glatten Teig verarbeiten. Nochmals zugedeckt an einem warmen Ort etwa 30 Minuten gehen lassen.
3 Den Teig auf eine vorgewärmte, eingefettete Pizzaform (26 cm Durchmesser) geben und ihn von innen nach außen mit den Händen auseinander drücken. Den Backofen auf 200 °C vorheizen.
4 Für den Belag die Pilze putzen und in Scheiben schneiden. Das Öl in einer Pfanne erhitzen, die Pilze darin andünsten und mit dem Salz würzen.
5 Die Kräuter mit der Butter und dem durchgepressten Knoblauch vermischen und gleichmäßig auf dem Teig verteilen. Die Pilze auf dem Teig verstreichen und mit dem in Scheiben geschnittenen Käse belegen.
6 Den Pilzkuchen im Ofen etwa 20 Minuten backen, bis der Käse schön verlaufen ist.

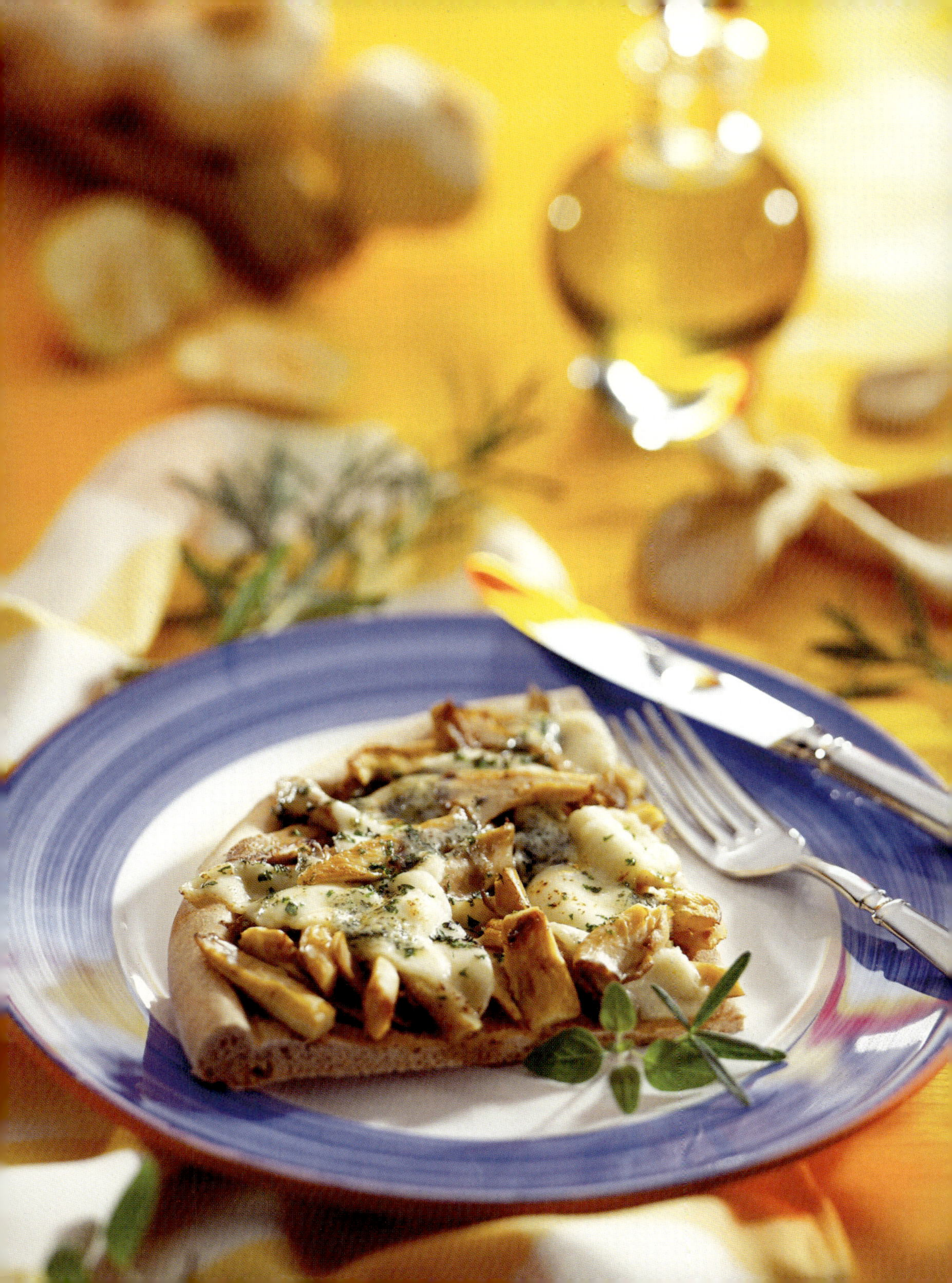

Kartoffelsalat mit Ziegenkäsedressing

ca. 390 kcal je Portion

Zubereitungszeit: ca. 15 Minuten
Zeit zum Durchziehen: mindestens 1 Stunde

Für 1 Person

200 g kleine, fest kochende Kartoffeln
50 g Ziegenfrischkäse
3 EL vegetarische Gemüsebrühe
(aus Instantpulver zubereitet)
1 Zwiebel
4–5 feste Salatblätter
(z. B. Eisberg-, Romana- oder Friséesalat)
1 rote Paprikaschote
einige Basilikumblättchen
1 EL geschälte Kürbiskerne

1 Die Kartoffeln mit der Schale in leicht gesalzenem Wasser gar kochen.

2 Für die Salatsauce den Ziegenkäse mit der Brühe glatt rühren. Die Zwiebel schälen, fein hacken und zur Sauce geben.

3 Die Kartoffeln schälen, in Scheiben schneiden und mit der Sauce mischen. Den Kartoffelsalat mindestens 1 Stunde, besser noch über Nacht, im Kühlschrank durchziehen lassen.

4 Die Salatblätter waschen, abtropfen lassen und in Streifen schneiden. Die Paprikaschote waschen, vierteln, putzen, entkernen und würfeln. Die Basilikumblättchen waschen, trocken tupfen und in Streifen schneiden.

5 Den Kartoffelsalat und die Rohkost mitsamt den Kürbiskernen jeweils in ein verschließbares Gefäß füllen.

6 Erst kurz vor dem Verzehr die Salatstreifen und die Paprikawürfel unter die Kartoffelscheiben heben. Den Salat mit den Basilikumstreifen und den Kürbiskernen bestreuen.

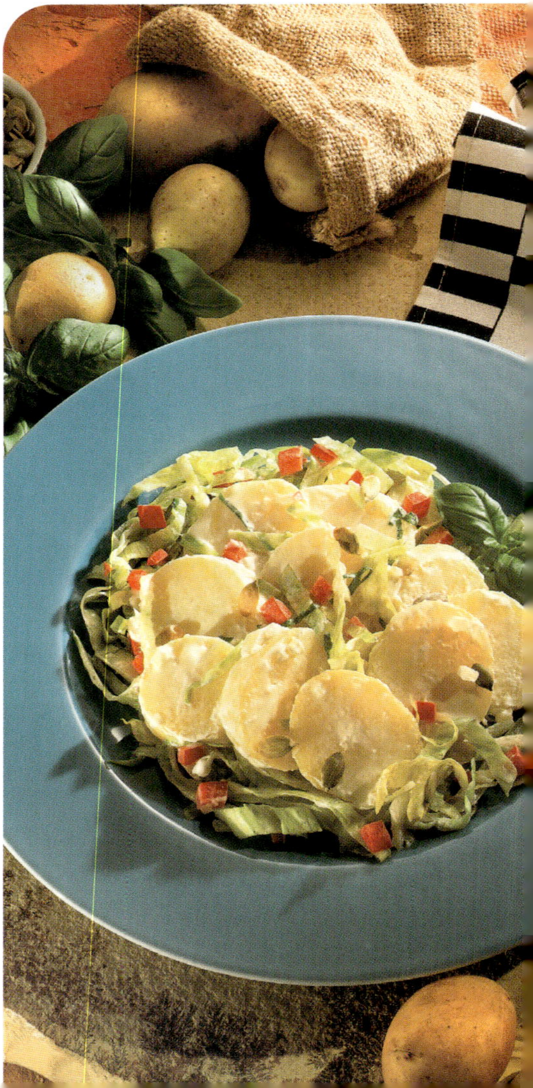

Reissalat mit Schinken und Tomaten

ca. 400 kcal je Portion

Zubereitungszeit: ca. 15 Minuten

Für 1 Person

50 g Joghurt (3,5 % Fett)
1 EL saure Sahne
1 TL Obstessig
1 EL Schnittlauchröllchen
etwas Cayennepfeffer
150 g in Gemüsebrühe
gekochter Naturreis
(entspricht ca. 50 g Rohgewicht)
4–5 Blätter Endiviensalat
50 g roher Rinderschinken in Scheiben
100 g kleine Tomaten
evtl. etwas Kräutersalz

1 Den Joghurt mit der Sahne und dem Essig verrühren. Den Schnittlauch hinzufügen und die Sauce mit Cayennepfeffer würzen. Den Reis mit der Sauce mischen.

2 Den Endivien waschen, trocken schleudern und in Streifen schneiden. Den Schinken in feine Streifen schneiden. Die Tomaten waschen und halbieren oder vierteln.

3 Reis und Gemüse mit Schinken getrennt in verschließbare Gefäße füllen.

4 Kurz vor dem Verzehr den Reis mit dem Endivien, den Schinkenstreifen und den Tomaten mischen. Den Salat eventuell mit etwas Kräutersalz abschmecken.

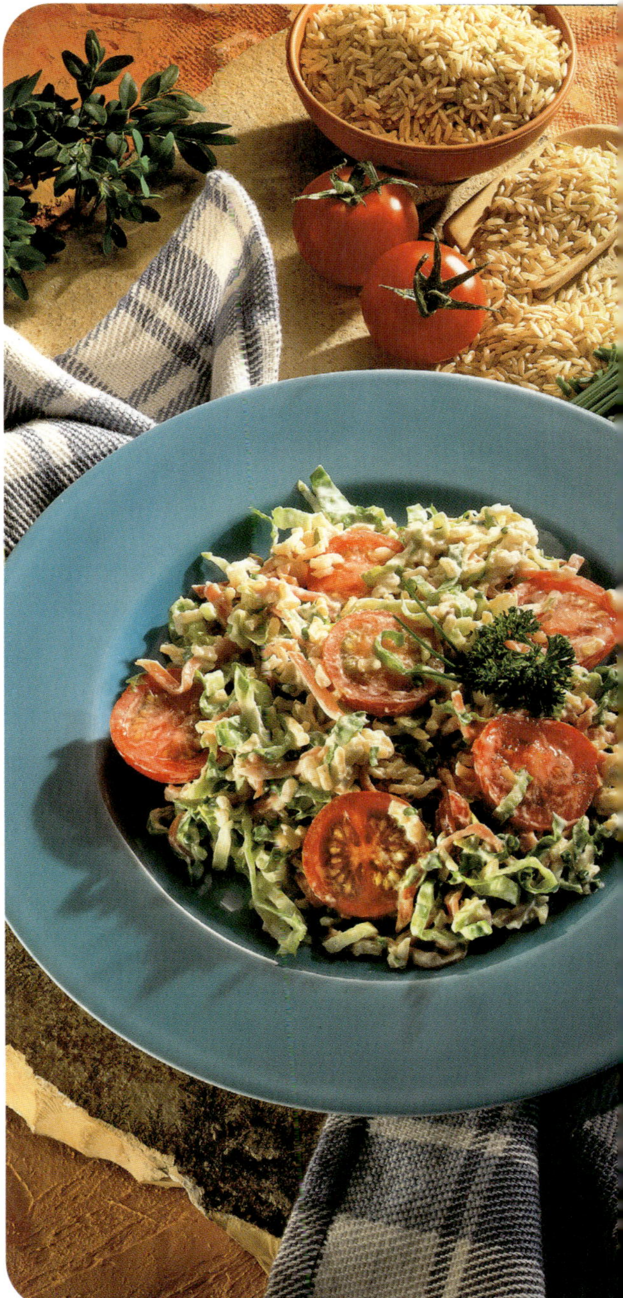

Süß-saurer Salat mit Fenchel und Putenfleisch

ca. 750 kcal je Portion

Zubereitungszeit: ca. 40 Minuten

Für 1 Person

Für den Salat

1 kleine Fenchelknolle • 1 große Möhre
1 kleine Kohlrabiknolle
1 kleines Putenschnitzel (ca. 150 g)
2 TL ungehärtetes Kokosfett (Reformhaus)
3–4 feste Salatblätter
(z. B. Batavia oder Romana)
1 EL gehackte Cashewkerne

Für die Sauce

2 EL Zitronensaft • 3 EL Wasser
1/2 TL Kräutersalz
2 EL kalt gepresstes Sonnenblumenöl
2 EL Rosinen

1 Den Fenchel mit dem Grün waschen. Die Knolle putzen, der Länge nach halbieren und quer in dünne Streifen schneiden. Die Fenchelstreifen in etwa 3 Minuten in sehr wenig Wasser bissfest dünsten. Das Fenchelgrün fein hacken.

2 Die Möhre waschen, putzen und schaben. Den Kohlrabi schälen. Beides in dünne Stifte schneiden.

3 Für die Sauce den Zitronensaft zusammen mit 3 Esslöffeln Wasser und Salz verrühren und das Öl darunter schlagen. Die Rosinen waschen, hacken und dazugeben. Die Sauce mit dem vorbereiteten Gemüse und dem Fenchelgrün mischen und das Ganze mindestens 20 Minuten durchziehen lassen. Anschließend alles in ein verschließbares Gefäß füllen.

4 Inzwischen die Salatblätter verlesen, waschen, trocken schleudern und in Streifen schneiden. Sie dann in eine verschließbare Dose geben.

5 Das Putenschnitzel in Streifen schneiden. Das Kokosfett in einer Pfanne erhitzen und das Fleisch darin rundherum braun braten. Es dann leicht salzen und abkühlen lassen. Das Fleisch in ein verschließbares Gefäß füllen.

6 Die Salatstreifen kurz vor dem Verzehr mit dem marinierten Gemüse mischen. Den Salat auf einem Teller anrichten und die Cashewkerne sowie die Fleischstreifen darüber geben.

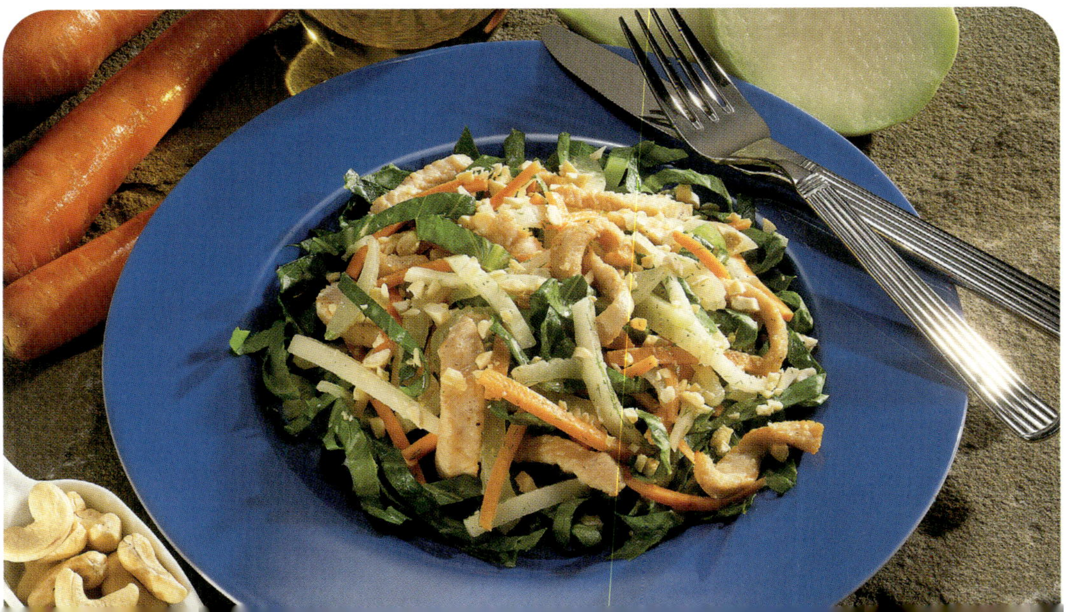

Salat mit Hähnchen und Avocado

ca. 670 kcal je Portion

Zubereitungszeit: ca. 30 Minuten

Für 1 Person

Für den Salat

2 TL ungehärtetes Kokosfett (Reformhaus)
1 Hähnchenbrustfilet (ca. 150 g)
6–8 Salatblätter
(z. B. Eisberg oder Batavia)
1 kleine Paprikaschote
100 g Kirschtomaten
1/2 Avocado
2 TL Zitronensaft

Für die Sauce

2 EL Joghurt (3,5 % Fett)
1 EL Sahne
2 TL trockener Sherry
1 EL Zitronensaft
2 EL gehackte Petersilie
1/2 TL Kräutersalz
etwas edelsüßes Paprikapulver

1 Das Fett in einer Pfanne erhitzen und das Hähnchenbrustfilet darin bei starker Hitze kurz auf beiden Seiten braun anbraten. Dann die Hitze reduzieren und das Fleisch zugedeckt auf jeder Seite 5 bis 7 Minuten garen. Es anschließend abkühlen lassen

2 Inzwischen die Salatblätter verlesen, waschen und trocken schleudern. Die Paprikaschote waschen, vierteln, putzen, entkernen und in Streifen schneiden. Die Tomaten waschen und vierteln.

3 Die Avocado schälen und in Scheiben schneiden. Diese mit dem Zitronensaft beträufeln.

4 Den Joghurt mit Sahne, Sherry, Zitronensaft, Petersilie, Kräutersalz und Paprikapulver verrühren. In ein verschließbares Gefäß geben.

5 Die Salatblätter zerpflücken und in ein verschließbares Gefäß geben. Das Hähnchenfilet in Streifen schneiden. Paprika, Tomaten, Avocado und das Fleisch auf dem Salat anrichten.

6 Kurz vor dem Verzehr die Sauce über den Salat geben.

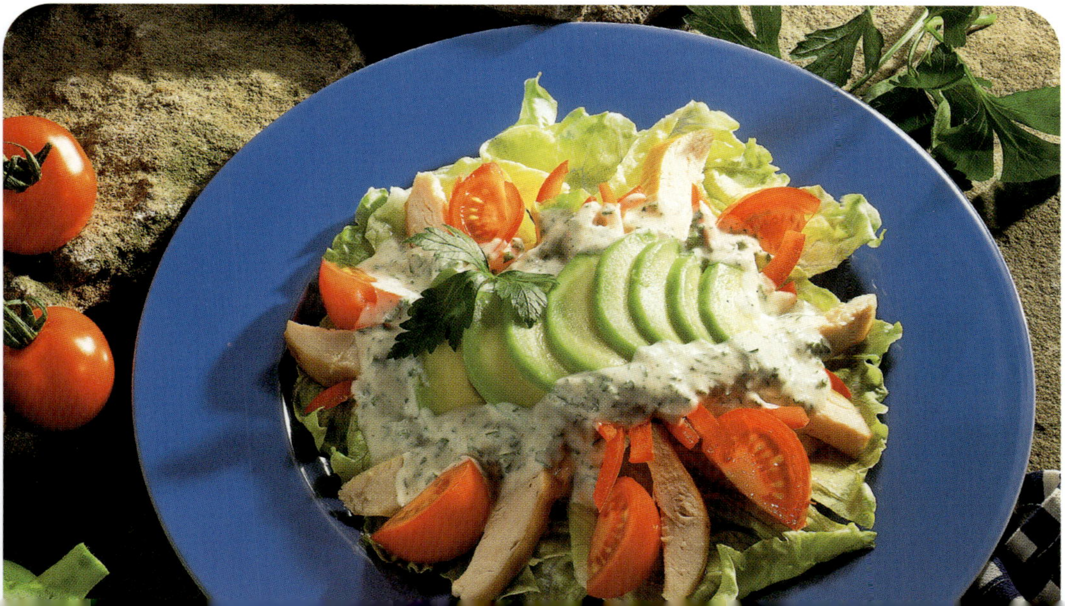

Fruchtiger Salat mit Putenbraten

ca. 250 kcal je Portion

Zubereitungszeit: ca. 10 Minuten

Für 1 Person
Für den Salat
6–8 Blätter Eisbergsalat
1 Stange Bleichsellerie
50 g Putenbraten in Scheiben
50 g blaue Weintrauben
½ Orange

Für die Sauce
5 EL Joghurt (3,5 % Fett)
1 EL saure Sahne
1 EL Zitronensaft
1 TL Obstdicksaft (Reformhaus)

1 Den Salat verlesen, waschen, trocken schleudern und in mundgerechte Stücke zerpflücken.
2 Den Sellerie waschen, putzen und in Scheiben schneiden. Die Trauben waschen und halbieren. Die Orange schälen und würfeln. Den Putenbraten in Streifen schneiden.
3 Die Salatblätter in ein verschließbares Gefäß geben und Sellerie, Trauben, Orangenwürfel sowie Putenbraten darauf verteilen.
4 Für die Sauce den Joghurt mit der sauren Sahne, dem Zitronensaft und dem Obstdicksaft verrühren. Die Sauce ebenfalls in ein verschließbares Gefäß geben.
5 Die Sauce kurz vor dem Verzehr über den Salat geben.

Salat mit „Blue-Cheese-Dressing"

ca. 500 kcal je Portion

Zubereitungszeit: ca. 20 Minuten

Für 1 Person
Für den Salat
1 weiche Birne
1 EL Zitronensaft
6–8 Blätter Eisbergsalat
2–3 Stangen Bleichsellerie
2 EL gehackte Walnusskerne

Für die Sauce
50 g Blauschimmelkäse (z. B. Roquefort)
2 EL Joghurt
2 EL Zitronensaft
1 TL Obstdicksaft (Reformhaus)

1 Die Birne schälen, halbieren und das Kerngehäuse herausschneiden. Die Hälften in Spalten schneiden und diese in etwas Wasser zusammen mit dem Zitronensaft etwa 2 Minuten dünsten. Sie anschließend abtropfen und abkühlen lassen.
2 Den Salat verlesen, waschen, trocken schleudern und zerpflücken. Den Sellerie waschen, putzen und in dünne Scheiben schneiden.
3 Für die Sauce den Käse mit einer Gabel zerdrücken und mit dem Joghurt, dem Zitronensaft und dem Obstdicksaft verrühren. Die Sauce in ein verschließbares Gefäß füllen.
4 Salat, Sellerie, Birnen und Walnusskerne zusammen in ein verschließbares Gefäß geben.
5 Kurz vor dem Verzehr die Sauce über den Salat geben.

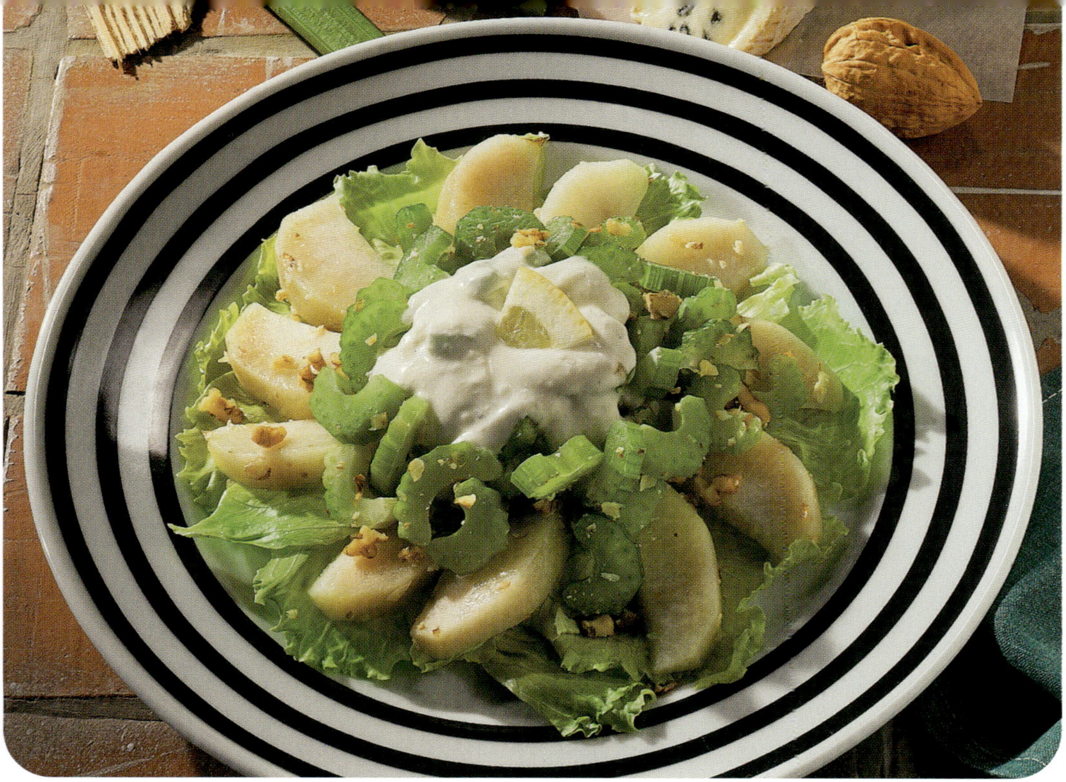

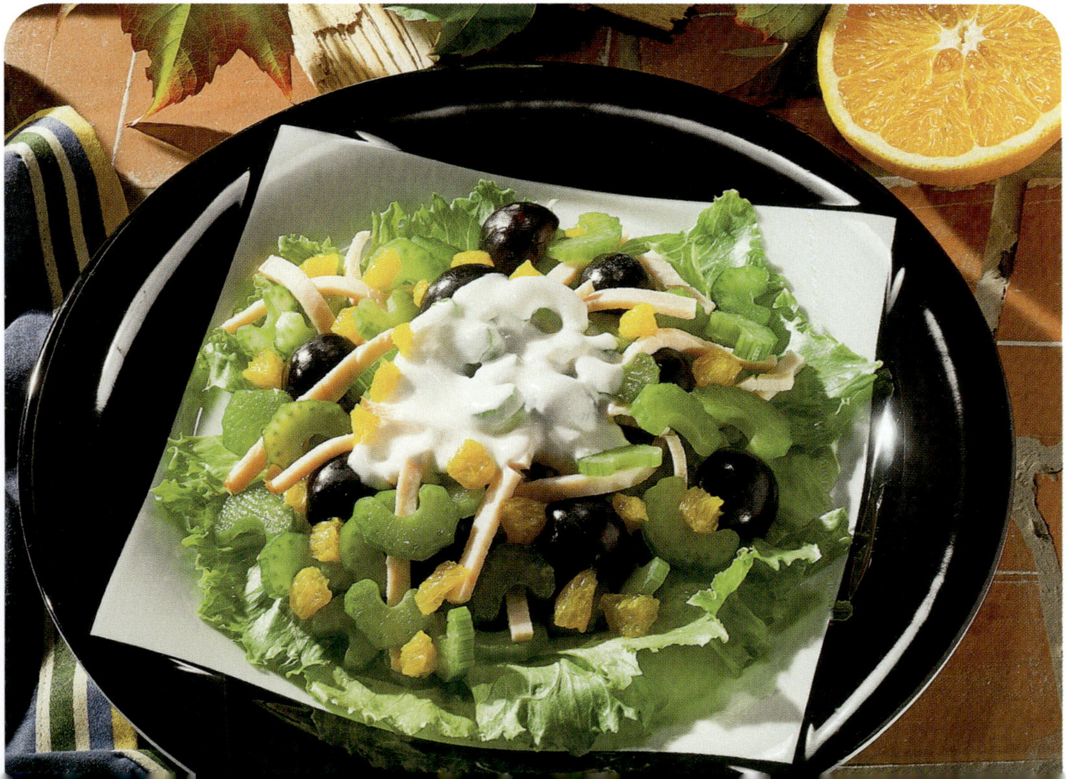

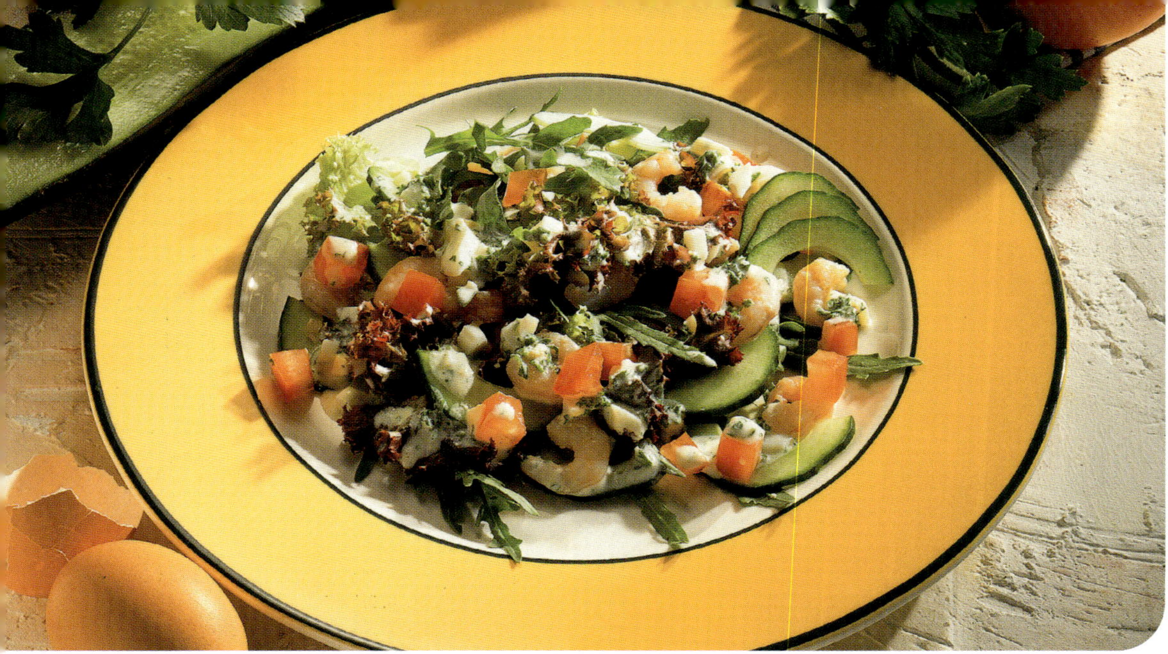

Rucolasalat mit Shrimps

ca. 420 kcal je Portion

Zubereitungszeit: ca. 15 Minuten

Für 1 Person

Für den Salat

75 g gekochte, geschälte Shrimps
2 TL Zitronensaft
½ Bund Rucola (Rauke)
4–5 Blätter Lollo Rosso
1 Stück Salatgurke (ca. 10 cm)
1 Fleischtomate

Für die Sauce

1 hart gekochtes Ei
1 EL kalt gepresstes Olivenöl
100 g Joghurt (10 % Fett)
1 EL gehackte Petersilie
½ TL Kräutersalz
etwas edelsüßes Paprikapulver

1 Die Shrimps mit dem Zitronensaft beträufeln. Den Rucola und den Salat verlesen, waschen, trocken schleudern und zerpflücken. Die Gurke waschen, der Länge nach halbieren und die Kerne mithilfe eines Teelöffels herauskratzen. Dann die Gurke in dünne Scheiben schneiden. Die Tomate waschen, putzen und in Stücke schneiden.

2 Für die Sauce das Ei schälen und fein hacken. Es dann mit Öl und Joghurt cremig verrühren. Die Sauce mit Petersilie, Kräutersalz und Paprikapulver abschmecken und in ein verschließbares Gefäß füllen.

3 Den Salat mit den Gurkenscheiben mischen, die Shrimps darauf verteilen und alles in ein verschließbares Gefäß geben.

4 Kurz vor dem Verzehr die Sauce über den Salat geben.

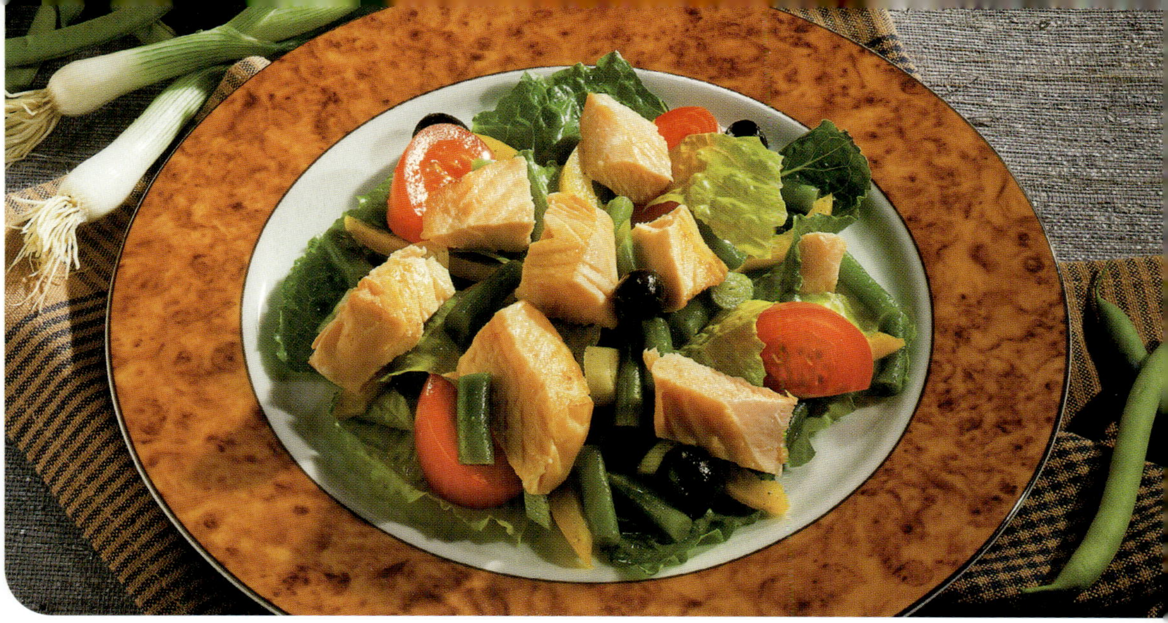

Bunter Salat mit Lachs

ca. 600 kcal je Portion

Zubereitungszeit: ca. 30 Minuten

Für 1 Person

Für den Salat

1 kleines Lachssteak (ca. 150 g) • Meersalz
1 EL kalt gepresstes Olivenöl • 1 EL Zitronensaft
50 g grüne Bohnen • 6–8 Blätter Endiviensalat
1 Tomate • ½ gelbe Paprikaschote
1 kleine Frühlingszwiebel • 5 schwarze Oliven

Für die Sauce

1 EL Zitronensaft • 2 EL Wasser
½ TL Kräutersalz • ½ TL Cayennepfeffer
1 TL Kräuter der Provence
1 EL kalt gepresstes Olivenöl

1 Das Lachssteak waschen, trocken tupfen und leicht salzen. Das Öl in einer Pfanne erhitzen und den Fisch etwa 10 Minuten darin braten. Den Fisch dann abkühlen lassen, in Stücke zerteilen und mit Zitronensaft beträufeln.

2 Inzwischen die Bohnen waschen, putzen und die Fäden abziehen. Die Bohnen in 3 cm lange Stücke schneiden und in etwas Wasser in etwa 10 Minuten bissfest garen.

3 Den Salat verlesen, waschen, trocken schleudern und in mundgerechte Stücke zerpflücken. Die Tomate waschen, achteln und den Stielansatz herausschneiden. Die Paprikahälfte waschen, putzen, entkernen und in Streifen schneiden. Die Frühlingszwiebel waschen, putzen und in Ringe schneiden.

4 Für die Sauce den Zitronensaft mit 2 Esslöffeln Wasser, Salz, Cayennepfeffer und den Kräutern verrühren. Das Öl darunter schlagen. Die Sauce in ein verschließbares Gefäß füllen.

5 Die vorbereiteten Salatzutaten und die Oliven vorsichtig mischen und in ein verschließbares Gefäß geben.

6 Vor dem Verzehr die Sauce über den Salat geben.

Marinierter Schafskäse mit Tomaten

ca. 300 kcal je Portion

Zubereitungszeit: ca. 10 Minuten
Zeit zum Durchziehen: mindestens 8 Stunden

Für 1 Person
60 g Schafskäse, in Lake eingelegt (Feta)
1 EL kalt gepresstes Olivenöl
$^1/_2$ TL gehackte Thymian
$^1/_2$ TL gehackter Rosmarin
2 große Tomaten
5 entsteinte grüne Oliven

1 Am Vorabend den Käse abtropfen lassen und in kleine Würfel schneiden. Sie mit dem Öl beträufeln und mit Thymian und Rosmarin mischen. Den Käse in einem verschließbaren Gefäß im Kühlschrank über Nacht durchziehen.
2 Morgens die Tomaten waschen und quer zum Stielansatz in Scheiben schneiden. Die Oliven ebenfalls in Scheiben schneiden. Beides zusammen in ein verschließbares Gefäß füllen.
3 Kurz vor dem Verzehr die Tomatenscheiben mit den Oliven und den Schafskäsewürfeln anrichten.

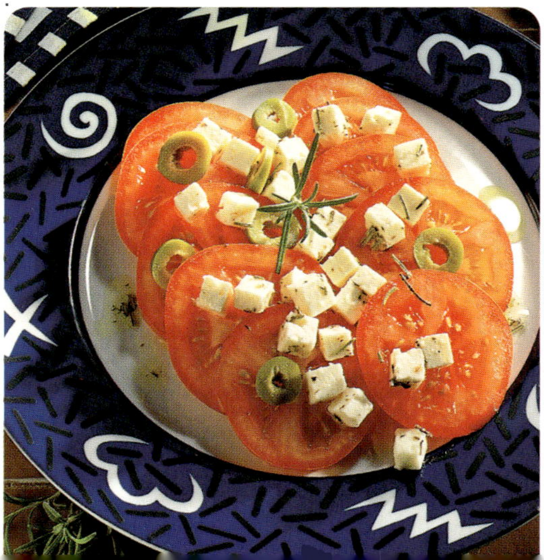

Gefüllte Fleischtomaten

ca. 280 kcal je Portion

Zubereitungszeit: ca. 15 Minuten

Für 1 Person
2 Fleischtomaten
1 Stück Rettich (ca. 5 cm lang)
1 EL Doppelrahmfrischkäse mit Kräutern
1 EL Joghurt (3,5 % Fett)
$^1/_2$ geräuchertes Makrelenfilet
3 EL aufgetaute TK-Erbsen

1 Die Tomaten waschen, jeweils einen Deckel abschneiden und die Früchte aushöhlen. Die Kerne entfernen, das feste Fruchtfleisch in Würfel schneiden. Den Rettich schälen, der Länge nach vierteln und die Viertel in kleine Stücke schneiden oder grob hobeln. Den Frischkäse mit dem Joghurt verrühren.
2 Das Makrelenfilet enthäuten und in Würfel schneiden. Es mit Tomatenwürfeln, Erbsen, Rettich und Frischkäse mischen.
3 Diese Mischung in die Tomaten füllen und die Deckel darauf setzen. Die Tomaten zum Mitnehmen in ein verschließbares Gefäß geben.

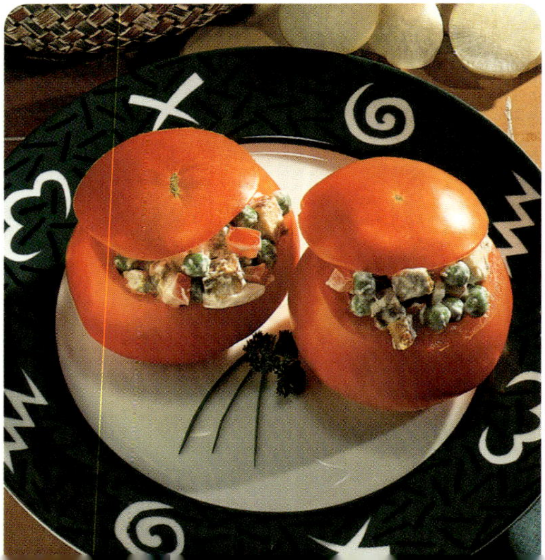

Eier in Kohlrabi-Quarksauce

ca. 390 kcal je Portion

Zubereitungszeit: ca. 15 Minuten

Für 1 Person
2 Eier
1/2 Kästchen Kresse
1/2 Kohlrabiknolle
1 kleine Zwiebel
75 g Speisequark (20 % Fett i. Tr.)
2 EL Joghurt (3,5 % Fett)
2 EL Sahne
1/2 TL Kräutersalz

1 Die Eier hart kochen und dann abkühlen lassen. Gleichzeitig die Kresse abspülen und abschneiden. Den Kohlrabi schälen und grob raspeln. Die Zwiebel schälen und fein hacken.
2 Den Quark mit dem Joghurt und der Sahne glatt rühren. Kohlrabi, Zwiebel und Kresse dazugeben und die Sauce mit Kräutersalz abschmecken. Die Sauce über die Eier geben und alles in ein verschließbares Gefäß füllen.

Beilagentipps

Zu den Eiern passt ein Brokkoli-Tomaten-Salat (siehe Seite 59) sehr gut.
Die Quarksauce (sie ist neutral) eignet sich auch gut als Dip zu Pellkartoffeln.

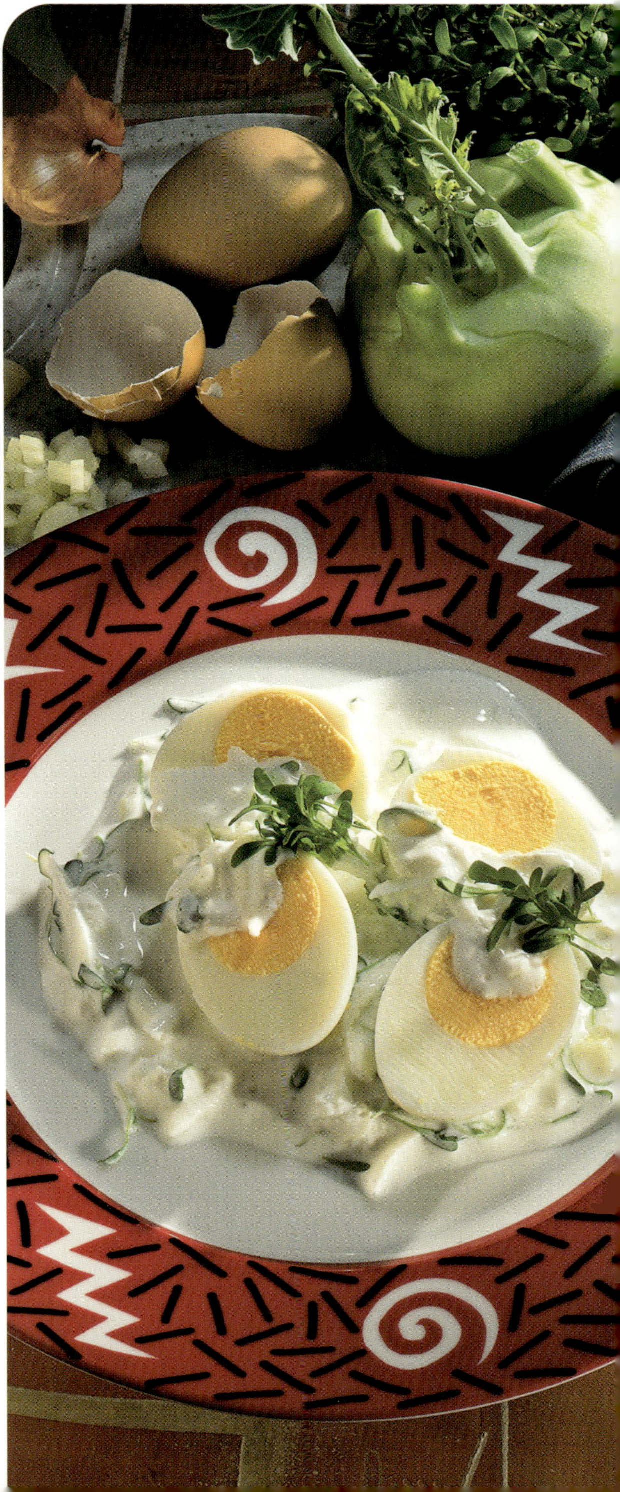

Bunter Salat mit Käse

ca. 490 kcal pro Portion

Zubereitungszeit: ca. 25 Minuten

Für 2 Personen

1 gelbe Paprikaschote
1 grüne Paprikaschote
2 Tomaten
1 kleine Salatgurke
1 kleine Knoblauchknolle
2 1/2 EL kalt gepresstes Olivenöl
2 EL Obstessig
100 ml Wasser
1/2 TL Meersalz
100 g Manchego-Käse
12 schwarze Oliven
3 EL gehackte, glatte Petersilie

1 Die Paprikaschoten waschen, halbieren, putzen, entkernen und in kleine Würfel schneiden. Die Tomaten waschen, vierteln, entkernen, von den Stielansätzen befreien und in feine Würfel schneiden.

2 Die Salatgurke schälen, der Länge nach vierteln, mit einem Löffel entkernen. Dann die Gurke in dünne Spalten schneiden. Alles sorgfältig in einer Schüssel mischen.

3 Den Knoblauch in Zehen zerlegen. 1 Esslöffel Olivenöl in einer kleinen Pfanne erhitzen und den Knoblauch darin ungeschält braten.

4 Für die Sauce 1 1/2 Esslöffel Öl mit Obstessig, Wasser und Salz verrühren und über den Salat gießen.

5 Den Käse in kleine Würfel schneiden und mit dem Knoblauch und den Oliven auf dem Salat verteilen. Mit der gehackten Petersilie bestreuen.

Tipp Manchego-Käse ist ein spanischer Hartkäse, der aus Schaf- oder Ziegelmilch hergestellt wird. Ersatzweise kann auch Emmentaler genommen werden.

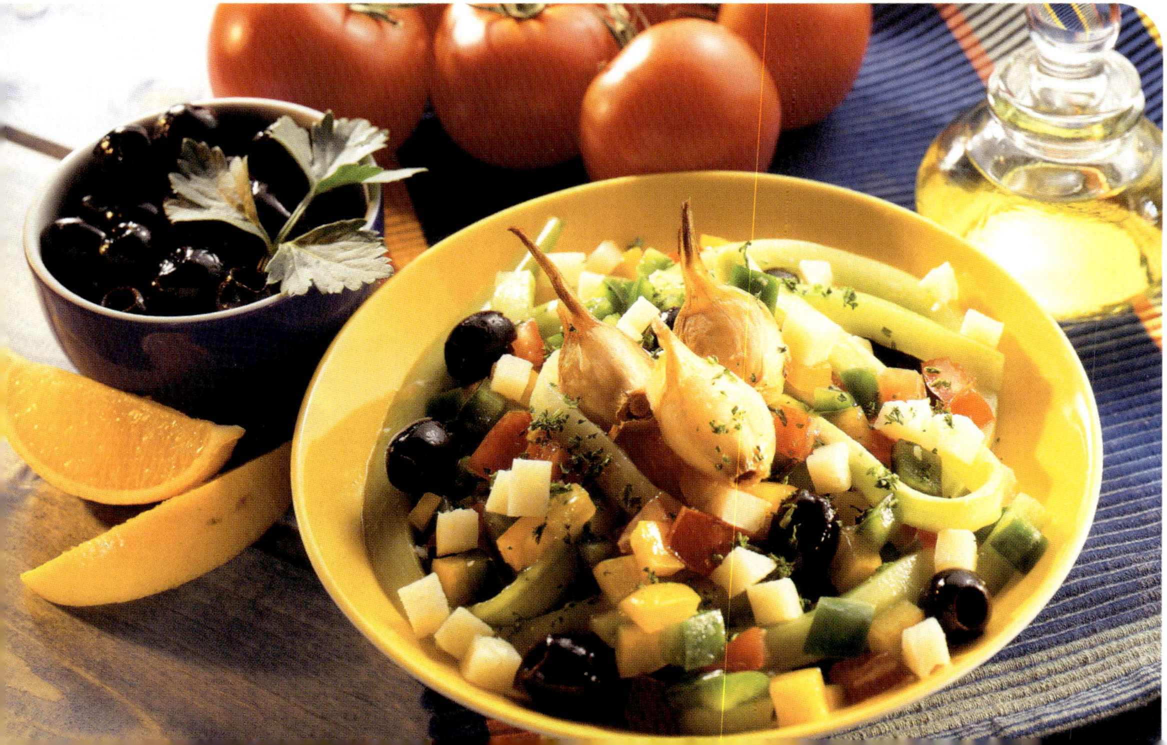

Bunter Geflügelsalat

ca. 330 kcal je Portion

Zubereitungszeit: ca. 30 Minuten

Für 1 Person

Für den Salat

2 TL ungehärtetes Kokosfett (Reformhaus)
1 Hähnchenbrustfilet
1 Frühlingszwiebel
1/2 kleine rote Paprikaschote
1/2 grüne Paprikaschote
100 g Champignons
1 EL Zitronensaft • 1/4 Kohlrabiknolle

Für die Sauce

5 EL Joghurt (3,5 % Fett)
1 EL saure Sahne • 1 EL Zitronensaft
1 EL Schnittlauchröllchen
1/2 TL Kräutersalz
etwas Cayennepfeffer

1 Das Fett in einer Pfanne erhitzen und das Hähnchenbrustfilet darin bei starker Hitze kurz auf beiden Seiten braun anbraten. Dann die Hitze reduzieren und das Fleisch zugedeckt von jeder Seite 5 bis 7 Minuten garen. Es anschließend abkühlen lassen.

2 Inzwischen die Frühlingszwiebel waschen, putzen und fein würfeln. Die Paprikahälften waschen, entkernen und in Streifen schneiden. Die Champignons waschen, putzen, in Scheiben schneiden und mit dem Zitronensaft beträufeln. Den Kohlrabi schälen und grob raspeln.

3 Für die Sauce den Joghurt mit der Sahne, dem Zitronensaft und dem Schnittlauch verrühren. Mit Kräutersalz und Cayennepfeffer abschmecken. In eine Dose füllen.

4 Das Hähnchenfleisch in Würfel schneiden. Diese mit dem Gemüse mischen und in ein verschließbares Gefäß füllen.

5 Kurz vor dem Verzehr die Salatsauce mit dem Fleisch und dem Gemüse mischen.

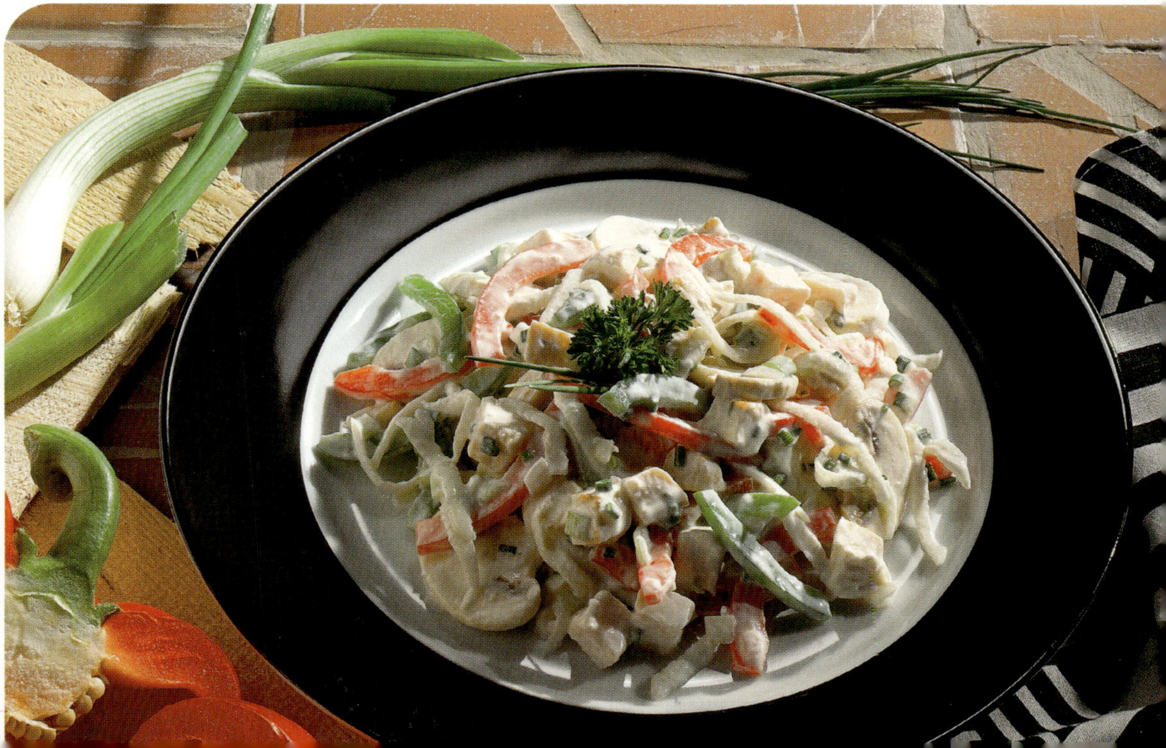

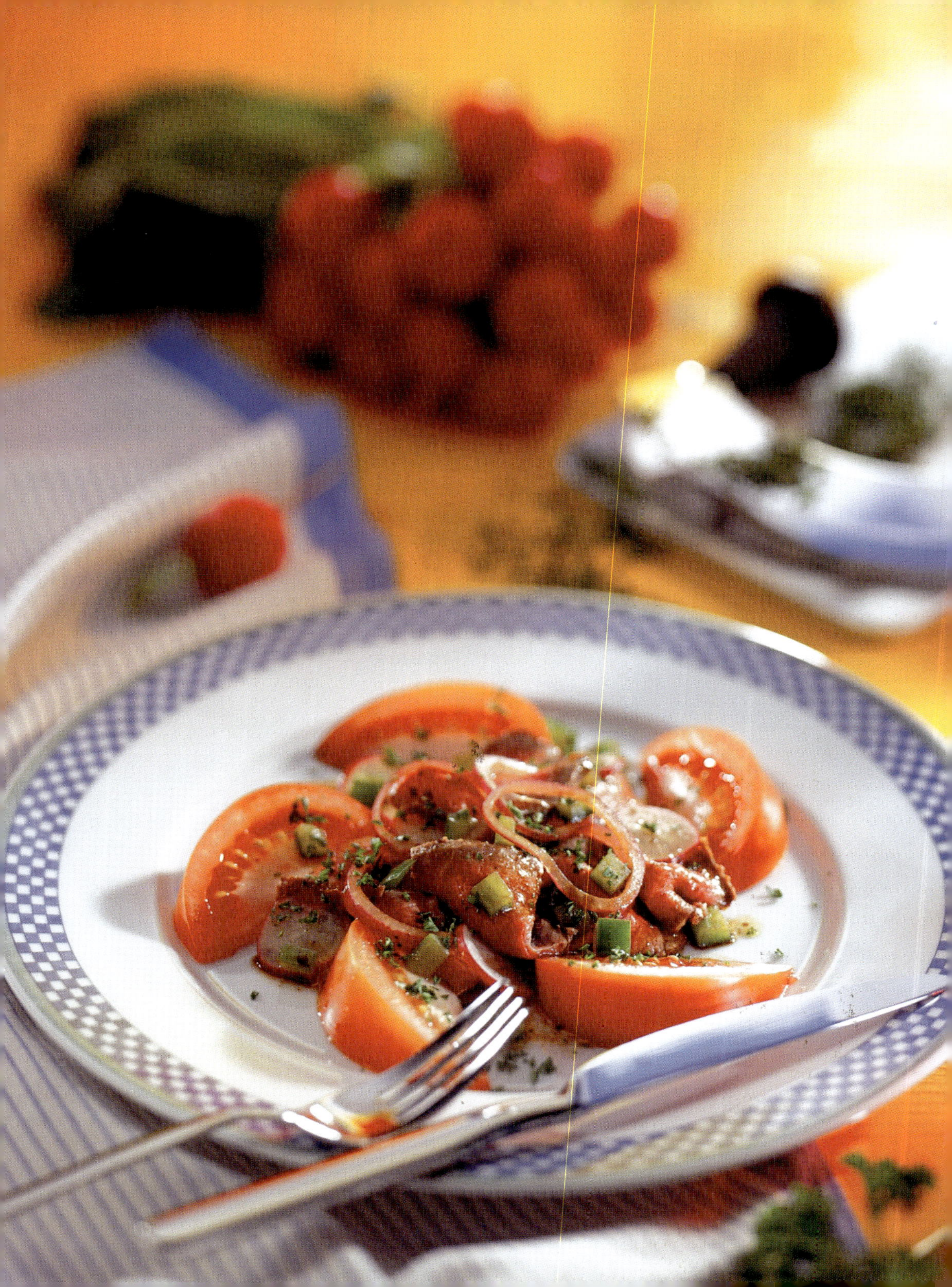

Rindfleischsalat

ca. 330 kcal pro Portion

Zubereitungszeit: ca. 20 Minuten

Für 2 Personen

Für den Salat

1 Rumpsteak (etwa 200 g)
1 1/2 EL Sonnenblumenöl
1 rote Zwiebel
1 kleiner Bund Radieschen
1 kleine grüne Paprikaschote
2 Fleischtomaten

Für das Dressing

1 EL Balsamessig
1 1/2 EL Sonnenblumenöl
1 TL Kräutersalz
100 ml Wasser
1 TL Paprikapulver (edelsüß)
2 EL gehackte Petersilie

1 Das Fleisch kurz waschen, trocken tupfen und den Fettrand entfernen. In einer Pfanne das Öl erhitzen und das Fleisch darin von jeder Seite etwa 5 bis 7 Minuten braten. Dann aus der Pfanne nehmen und abkühlen lassen.

2 Die Zwiebel schälen und in dünne Ringe hobeln. Die Radieschen putzen, waschen und in Scheiben schneiden. Die Paprikaschote putzen, waschen, entkernen und in sehr feine Würfel schneiden.

3 Das Fleisch in kleine Stückchen schneiden und mit den Zwiebelringen, den Radieschenscheiben und den Paprikawürfeln vermischen.

4 Aus dem Essig, dem Öl, dem Kräutersalz, dem Wasser und dem Paprikapulver ein Dressing anrühren. Über den Salat gießen und alles mischen. Zum Schluss den Salat mit der gehackten Petersilie bestreuen.

5 Die Tomaten in Spalten schneiden und zu dem Rindfleischsalat servieren.

Gemüsesticks mit Dips

ca. 420 kcal je Portion

Zubereitungszeit: etwa 30 Minuten

Für 2 Personen

Für die Sticks

400 g verschiedene Gemüsesorten, wie Möhren, Staudensellerie, Salatgurke und Kohlrabi
3 Scheiben Vollkorntoastbrot

Für den Avocadodip

1 reife Avocado • 1 kleine Tomate
1/2 Zwiebel • 1/2 TL Kräutersalz
1/4 TL Cayennepfeffer

Für den Bananen-Curry-Dip

1 weiche Banane • 1/2 Zwiebel • 1/2 süßer Apfel
1 EL saure Sahne • 2 EL Obstessig
1/2 TL mildes Currypulver
1 EL Obstdicksaft (Reformhaus)
1 EL Schnittlauchröllchen

1 Das Gemüse waschen, putzen, eventuell schälen und in Stifte von etwa 5 cm Länge schneiden.

2 Für den Avocadodip die Avocado halbieren und den Kern herauslösen. Das Fruchtfleisch mit einem Teelöffel aus der Schale lösen und pürieren.

3 Die Tomate über Kreuz einritzen, kurz überbrühen, abschrecken, enthäuten und den Stielansatz herausschneiden. Das Fruchtfleisch in kleine Würfel schneiden. Die Zwiebel schälen und fein hacken. Das Avocadopüree mit Tomatenwürfeln, Zwiebeln, Kräutersalz und Cayennepfeffer verrühren.

4 Für den Bananen-Curry-Dip die Banane schälen und mit einer Gabel zerdrücken. Die Zwiebel schälen und fein hacken. Den Apfel schälen, entkernen und fein reiben.

5 Die Banane mit Zwiebel, Apfel, saurer Sahne, Essig, Currypulver, Obstdicksaft und Schnittlauch verrühren.

6 Das Brot toasten und in Streifen schneiden. Die Dips zusammen mit den Gemüsestiften und den Toastbrotstreifen servieren.

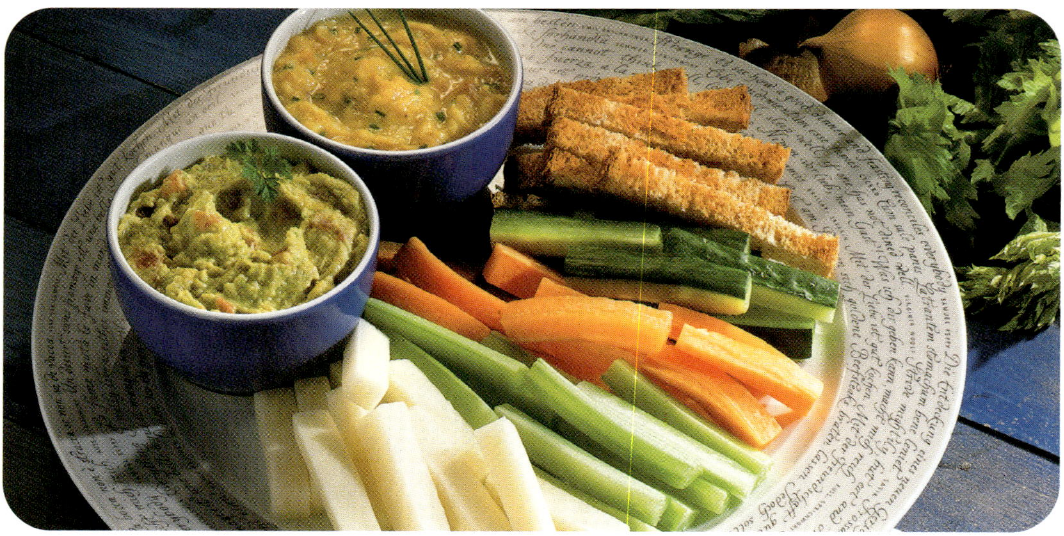

Salat mit warmem Ziegenkäse

ca. 270 kcal je Portion

Zubereitungszeit: ca. 25 Minuten

Für 2 Personen

Für den Salat

½ Kopf Friséesalat • 1 kleiner Radicchio
2 Tomaten • 50 g frische Sojasprossen
1 frisches Eigelb
2 kleine Ziegenweichkäse
2 EL Vollkornsemmelbrösel
1 EL kalt gepresstes Olivenöl

Für die Sauce

1 Knoblauchzehe
1 EL Obstessig
3 EL Wasser
½ TL Kräutersalz
etwas Cayennepfeffer
2 EL kalt gepresstes Walnuss- oder Olivenöl
1 EL Schnittlauchröllchen

1 Den Friséesalat und den Radicchio waschen, putzen, trocken schleudern und zerpflücken. Die Tomaten waschen, achteln und die Stielansätze herausschneiden. Die Sojasprossen mit heißem Wasser abspülen und abtropfen lassen.

2 Für die Sauce den Knoblauch schälen und durch die Presse drücken. Dann den Essig mit 3 Esslöffeln Wasser, Kräutersalz, dem Knoblauch und Cayennepfeffer verrühren und das Öl darunter schlagen. Zuletzt den Schnittlauch hinzufügen und alles verrühren.

3 Das Eigelb verquirlen. Den Ziegenkäse zuerst im Eigelb und dann in den Semmelbröseln wenden. Das Öl in einer Pfanne erhitzen und den Käse darin auf beiden Seiten goldbraun backen.

4 Den Salat mit der Sauce mischen und auf 2 Teller verteilen. Die Tomaten und die Sprossen darauf anrichten und die gebackenen Ziegenkäse darauf setzen.

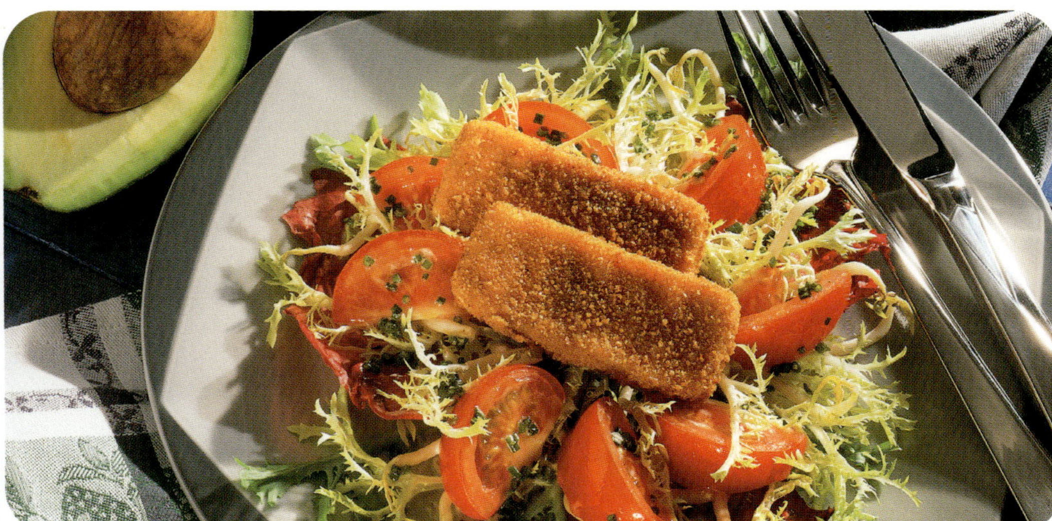

Salat mit warmen Pfifferlingen und Petersilienschmand

ca. 120 kcal je Portion

Zubereitungszeit: ca. 25 Minuten

Für 2 Personen

Für den Salat

½ Kopf Friséesalat • 1 kleiner Radicchio
200 g frische Pfifferlinge • 3 Frühlingszwiebeln
1 EL kalt gepresstes Olivenöl • ¼ TL Kräutersalz

Für den Petersilienschmand

1 EL Schmand • 6 EL Joghurt (3,5 % Fett)
3 EL gehackte Petersilie • 1 Knoblauchzehe
½ TL Kräutersalz • ¼ TL Cayennepfeffer

1 Den Friséesalat und den Radicchio verlesen, waschen und trocken schleudern. Die Salatblätter zerpflücken, mischen und auf 2 Teller verteilen.
2 Die Pfifferlinge kurz waschen und putzen. Die Frühlingszwiebeln waschen, putzen und in Ringe schneiden.
3 Das Öl in einer Pfanne erhitzen und Pilze sowie Frühlingszwiebeln dazugeben. Beides etwa 10 Minuten dünsten und mit Kräutersalz abschmecken.
4 Inzwischen den Knoblauch schälen und durch die Presse drücken. Den Schmand mit dem Joghurt, der Petersilie, dem Knoblauch, dem Kräutersalz und dem Cayennepfeffer verrühren.
5 Die warmen Pfifferlinge auf dem Salat verteilen und den Petersilienschmand darüber geben.

Variation

Wenn gerade keine Pfifferlingszeit ist, verwenden Sie Champignons oder Austernpilze für diesen Salat.

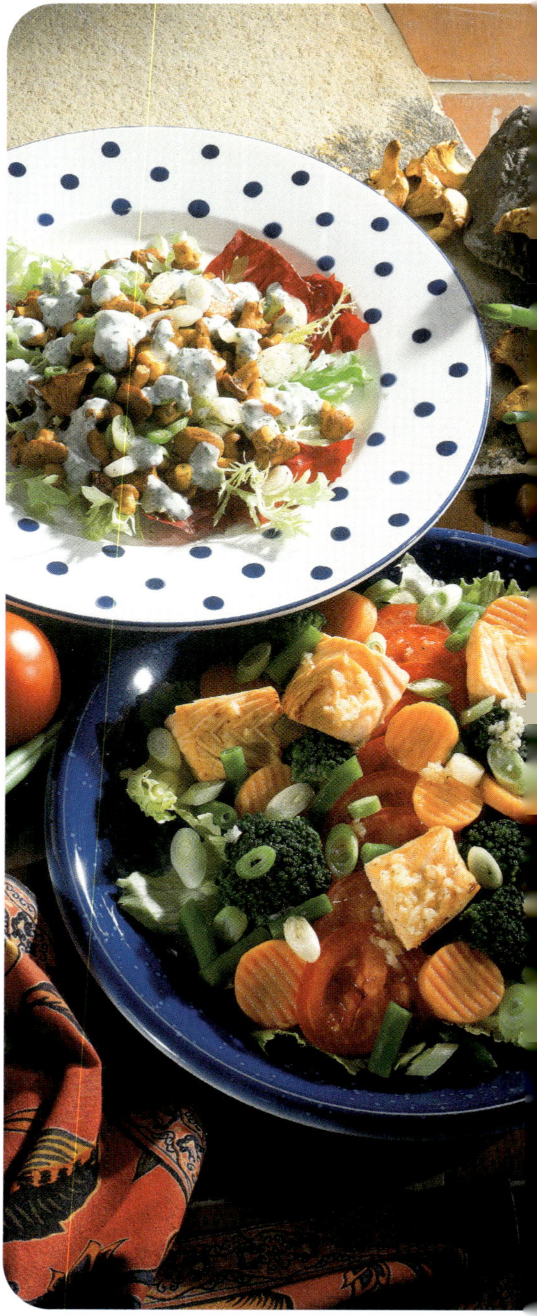

Salat mit warmem Gemüse und gebratenem Fisch

ca. 410 kcal je Portion

Zubereitungszeit: ca. 45 Minuten

Für 2 Personen
Für den Salat

100 g grüne Bohnen
1 Möhre
150 g Brokkoli
1 Stück Lachsfilet (ca. 100 g)
1 kleines Rotbarschfilet (ca. 100 g)
1 Schollenfilet (ca. 100 g)
2 EL Zitronensaft
etwas Meersalz
1 EL kalt gepresstes Olivenöl
2 Tomaten
1 Frühlingszwiebel
1/2 Kopf fester Salat
(z. B. Eisberg, Batavia o. ä.)

Für die Sauce

1 Knoblauchzehe
2 EL Zitronensaft
2 EL Wasser
1/2 TL Kräutersalz
1/4 TL Cayennepfeffer
2 EL kalt gepresstes Sonnenblumenöl

1 Die Bohnen, die Möhre und den Brokkoli waschen und putzen. Die Bohnen von den Fäden befreien und in 3 cm lange Stücke schneiden. Die Möhre schaben und in dünne Scheiben schneiden. Vom Brokkoli die Röschen abschneiden, die Stiele schälen und in Scheiben schneiden. Den Salat waschen, verlesen und trocken schleudern.

2 Die Fischfilets waschen, trocken tupfen und halbieren. Sie anschließend mit Zitronensaft beträufeln und leicht salzen. Den Fisch in einer beschichteten Pfanne im heißen Olivenöl auf jeder Seite etwa 5 Minuten braten. Gleichzeitig das vorbereite Gemüse in etwas leicht gesalzenem Wasser bissfest dünsten.

3 Inzwischen die Tomaten waschen und die Stielansätze herausschneiden. Die Tomaten dann quer zum Stielansatz in Scheiben schneiden. Die Frühlingszwiebel waschen, putzen und in Ringe schneiden. Die Salatblätter in mundgerechte Stücke zerpflücken und mit den Tomatenscheiben auf 2 Tellern anrichten.

4 Den Knoblauch schälen und durch die Presse drücken. Den Zitronensaft mit 2 Esslöffeln Wasser, Kräutersalz, Knoblauch und Cayennepfeffer verrühren und das Sonnenblumenöl gut darunter schlagen.

5 Das gegarte Gemüse noch warm auf den vorbereiteten Tellern verteilen. Die Salatsauce darüber geben, die Fischstücke nochmals halbieren und rund um das Gemüse anordnen. Den Salat mit den Zwiebelringen bestreuen.

Tipp Die Zubereitung geht schneller, wenn Sie statt frischem Gemüse etwa 400 g einer tief gefrorenen Gemüsemischung (ungewürzt) verwenden.
Hübsch sieht der Salat aus, wenn Sie die Möhren mit einem Buntmesser in Scheiben schneiden.

Suppen

Rote-Bete-Suppe

ca. 140 kcal je Portion

Zubereitungszeit: ca. 25 Minuten

Für 2 Personen
2 rote Beten (ca. 300 g)
1 Zwiebel
1 EL kalt gepresstes Olivenöl
300 ml vegetarische Gemüsebrühe
 (aus Instantpulver)
1 Frühlingszwiebel
2 EL gehackte Petersilie
Saft von 1/2 Zitrone
etwas Kräutersalz
2 EL saure Sahne

1 Die roten Beten waschen, schälen und würfeln. Die Zwiebel schälen und ebenfalls würfeln.
2 Das Öl in einem Topf erhitzen und die Zwiebel darin glasig dünsten. Dann die Gemüsebrühe angießen.
3 Die roten Beten dazugeben und alles aufkochen. Die Suppe zugedeckt etwa 15 Minuten bei kleiner Hitze köcheln lassen.
4 Inzwischen die Frühlingszwiebel waschen, putzen und in feine Röllchen schneiden.
5 Die Suppe mit dem Schneidstab pürieren. Die Frühlingszwiebelwürfel, die Petersilie und den Zitronensaft dazugeben und die Suppe nochmals erhitzen.
6 Die Suppe mit Kräutersalz abschmecken, auf 2 Teller verteilen und mit je 1 Esslöffel glatt gerührter saurer Sahne garnieren.

Kürbiscremesuppe

ca. 220 kcal je Portion

Zubereitungszeit: ca. 35 Minuten

Für 2 Personen
700 g Kürbis • 1 Möhre
1/4 Sellerieknolle • 1 Zwiebel
1 EL kalt gepresstes Olivenöl
1/2 l vegetarische Gemüsebrühe
 (aus Instantpulver)
2–3 EL Zitronensaft
1/2 TL Cayennepfeffer
1/2 TL Zimtpulver
etwas Kräutersalz • 2 EL saure Sahne
1 EL Schnittlauchröllchen • 1 EL Kürbiskerne

1 Den Kürbis schälen, entkernen und in Würfel schneiden. Die Möhre und den Sellerie waschen, schälen und in kleine Würfel schneiden. Die Zwiebel schälen und würfeln.
2 Das Öl erhitzen und die Zwiebel darin glasig dünsten. Die Kürbis-, Möhren- und Selleriewürfel dazugeben und alles einige Minuten andünsten. Die Brühe dazugießen, alles aufkochen lassen und etwa 15 Minuten zugedeckt bei kleiner Hitze kochen.
3 Die Suppe mit dem Schneidstab pürieren und mit Zitronensaft, Cayennepfeffer, Zimt und Kräutersalz abschmecken. Sie dann auf 2 Teller verteilen.
4 Jeweils 1 Esslöffel glatt gerührte saure Sahne auf die Suppe geben und sie mit Schmittlauch und Kürbiskernen bestreuen.

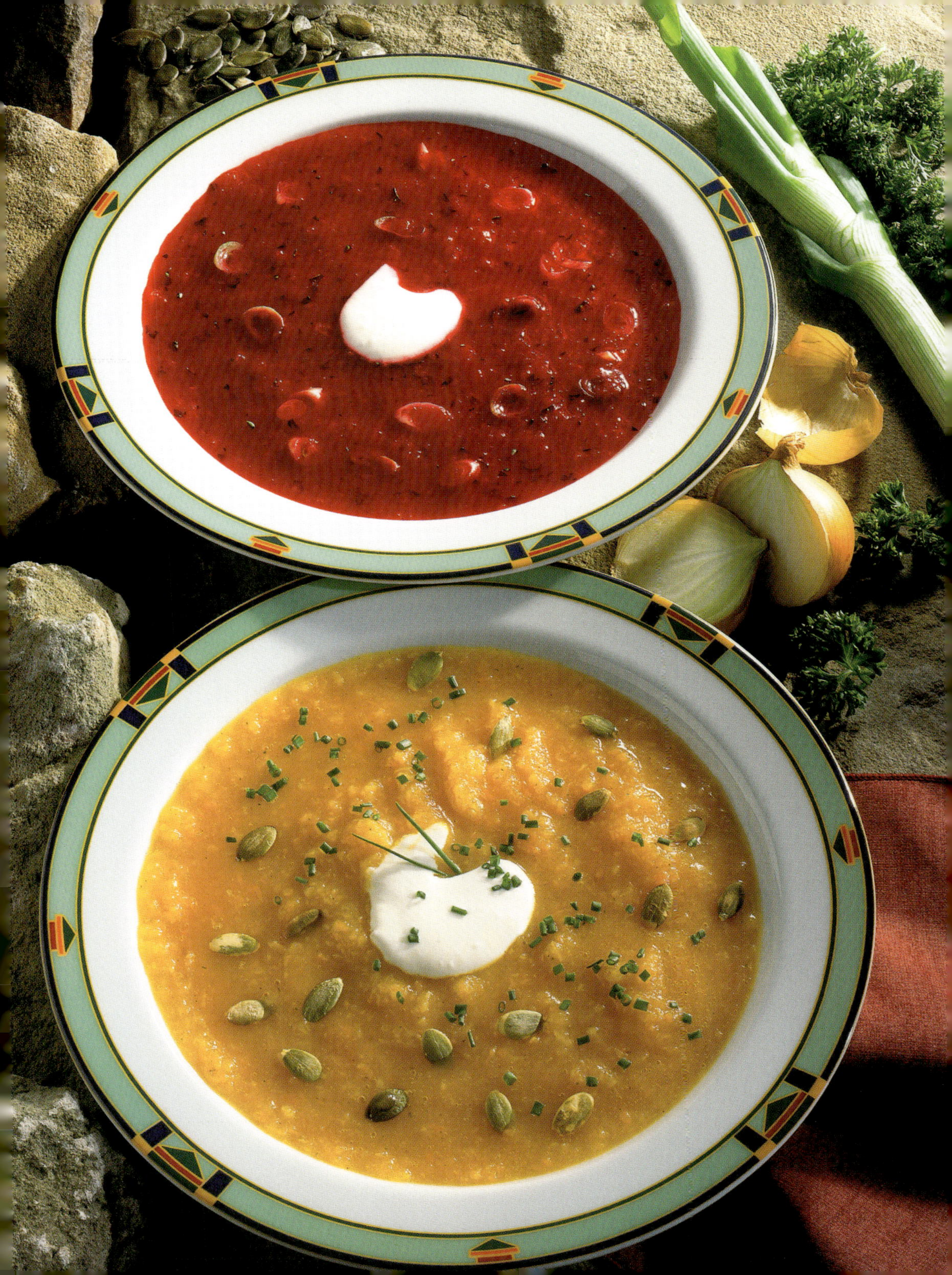

Italienische Tomatensuppe

ca. 360 kcal pro Portion

Zubereitungszeit: ca. 35 Minuten

Für 2 Personen

100 g Knollensellerie
1 Zwiebel
1–2 Knoblauchzehen
1/2 kleiner Bund Petersilie
600 g reife Tomaten
1/8 l Wasser
2 EL kalt gepresstes Olivenöl
1/8 l trockener Rotwein
1/2 TL Chilipulver
2 EL vegetarische Gemüsebrühe (Instant)
1/2 TL Honig
6 EL Sahne
8 Basilikumblättchen

1 Den Sellerie schälen, waschen und klein würfeln. Die Zwiebel und den Knoblauch schälen und grob hacken. Die Petersilie waschen, trocken schütteln und von den Stielen zupfen.

2 Die Tomaten waschen, halbieren und in Wasser etwa 5 Minuten kochen. Die gekochten Tomaten durch ein Sieb streichen.

3 Das Öl in einem Topf erhitzen. Sellerie, Zwiebel und Knoblauch darin anbraten. Die passierten Tomaten dazugeben und den Rotwein angießen. Mit Chili, Gemüsebrühe und Honig pikant würzen. Zugedeckt etwa 15 Minuten bei mittlerer Hitze köcheln lassen.

4 Anschließend die Suppe mit dem Pürierstab fein mixen und mit der Sahne verfeinern. Die gewaschenen Basilikumblättchen darüber streuen.

Tipp Verwenden Sie für dieses Gericht nur reife Tomaten. Noch aromatischer schmeckt die Suppe, wenn Sie sie mit italienischen Flaschentomaten zubereiten.

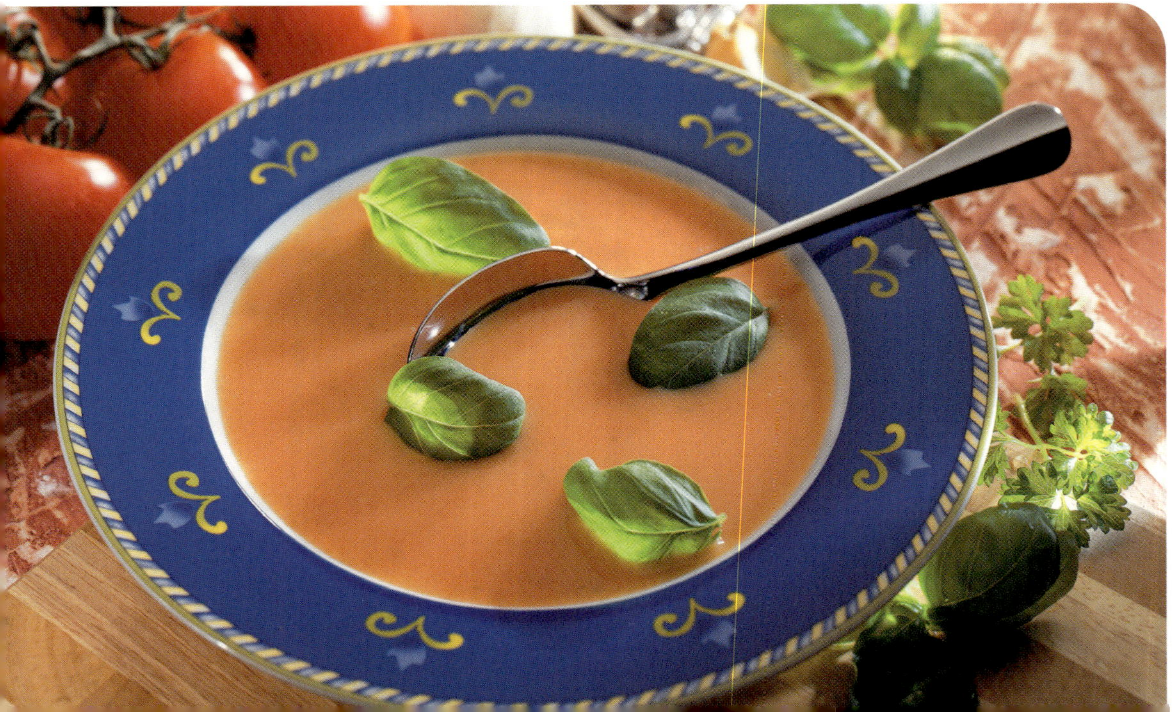

Brokkolicremesuppe

ca. 210 kcal je Portion

Zubereitungszeit: ca. 30 Minuten

Für 2 Personen

400 g Brokkoli
1 Möhre
1 Zwiebel
1/2 l vegetarische Gemüsebrühe (aus Instantpulver zubereitet)
1 EL kalt gepresstes Olivenöl
1 EL Grünkernschrot
3 EL Sahne
etwas Kräutersalz
1/2 TL Cayennepfeffer
1/2 TL geriebene Muskatnuss
2 EL gehackte Petersilie

1 Den Brokkoli waschen, putzen und die Röschen abschneiden. Die Stiele schälen und in Scheiben schneiden. Die Möhre waschen, putzen, schaben und in kleine Würfel schneiden. Die Zwiebel schälen und würfeln. Die Gemüsebrühe erhitzen.

2 Das Öl in einem Topf erhitzen und die Zwiebelwürfel darin goldgelb andünsten. Sie mit dem Grünkernschrot bestreuen und dieses kurz mitdünsten. Die heiße Brühe unter Rühren dazugießen und alles einmal aufkochen lassen.

3 Die Brokkolistiele, die Hälfte der Röschen und die Möhren hinzufügen und alles zugedeckt bei kleiner Hitze etwa 10 Minuten köcheln, bis das Gemüse weich ist.

4 Das Gemüse in der Brühe mit dem Schneidstab pürieren. Die Sahne und die restlichen Brokkoliröschen hinzufügen. Die Suppe mit Kräutersalz, Cayennepfeffer und Muskat würzen und noch etwa 5 Minuten köcheln. Zum Schluss mit Petersilie bestreuen und heiß servieren.

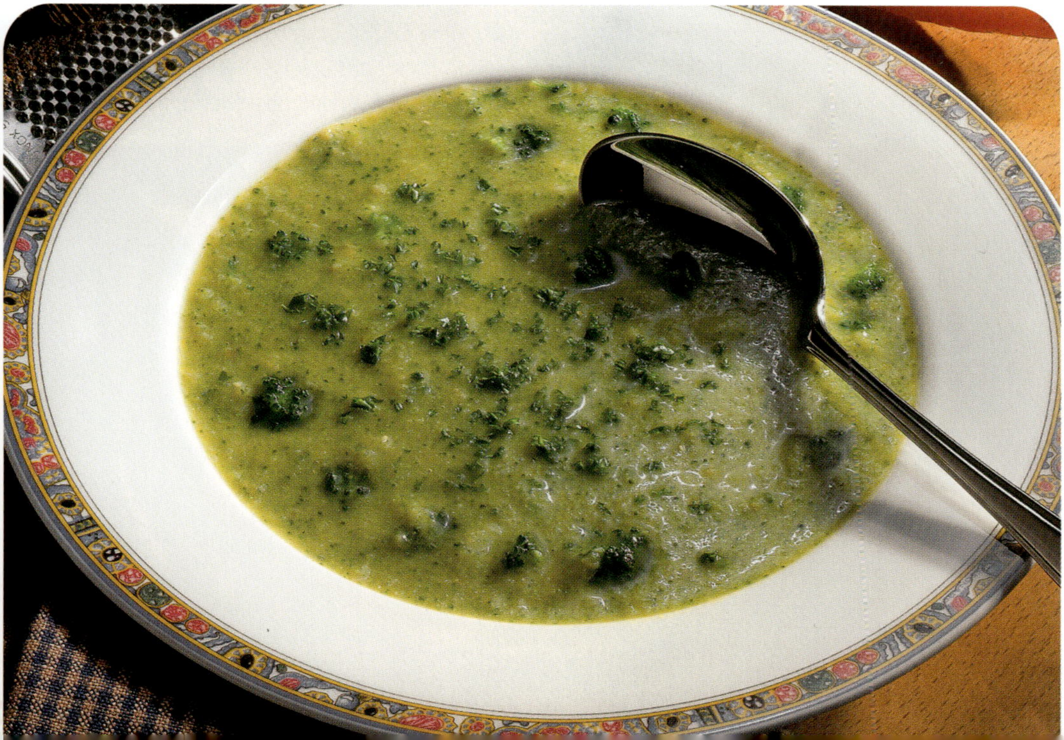

Fleisch-Gemüse-Spieße

ca. 460 kcal pro Portion

Zubereitungszeit: ca. 40 Minuten
Marinierzeit: ca. 2 Stunden

Für 2 Personen
300 g Rindersteak
8 Cocktailtomaten
8 kleine Champignons
1 kleine grüne Paprikaschote
1 kleine rote Zwiebel
2 frische Ananasscheiben
1 Knoblauchzehe
2 EL Basilikumblättchen
3 EL Sonnenblumenöl
1 TL Senf
etwas Kräutersalz

1 Das Fleisch in 2 bis 3 cm große Würfel schneiden. Die Tomaten waschen und die Champignons putzen. Die Paprika halbieren, putzen, waschen und in größere Stücke schneiden. Die Zwiebel schälen und vierteln.

2 Die Ananasscheiben schälen, den harten Innenstrunk herausschneiden und die Ananasscheiben vierteln. Fleisch, Gemüse, Ananas und Zwiebeln abwechselnd auf 4 Spieße stecken.

3 Für die Marinade den Knoblauch schälen und durchpressen. Das Basilikum waschen, trocken schütteln und in Streifen schneiden. Knoblauch, Basilikum, Öl, Senf und Kräutersalz zu einer Marinade verrühren. Die Spieße damit bestreichen und etwa 2 Stunden zugedeckt im Kühlschrank ziehen lassen.

4 Die Spieße aus der Marinade nehmen, abtropfen lassen und auf dem Grill etwa 10 Minuten von allen Seiten grillen (eventuell Alufolie unterlegen). Dabei die Spieße öfter drehen und immer wieder mit Marinade bestreichen.

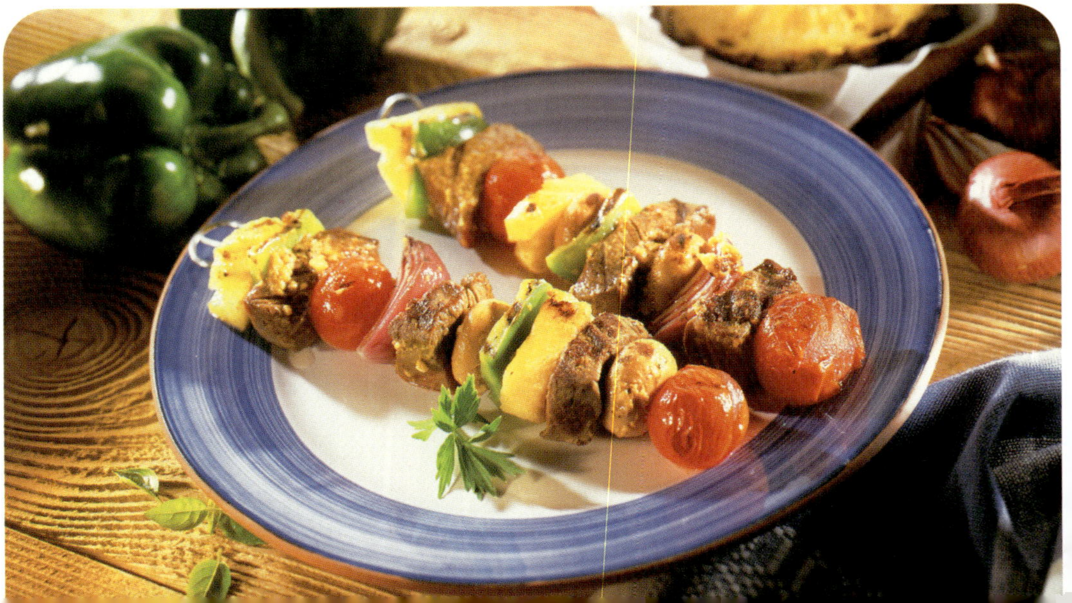

Zucchini-Pilz-Auflauf

ca. 400 kcal je Portion

Zubereitungszeit: ca. 1 Stunde

Für 2 Personen

300 g Zucchini • 250 g Austernpilze
1 Zwiebel
2 EL kalt gepresstes Sonnenblumenöl
4 Eier • 4 EL Sahne • 2 EL gehackte Petersilie
1 TL Kräutersalz
1/2 TL frisch geriebene Muskatnuss

1 Den Zucchini waschen, putzen und in Scheiben schneiden. Die Austernpilze mit einem feuchten Tuch vorsichtig abreiben und anschließend in Streifen schneiden.

2 Die Zwiebel schälen, fein würfeln und in dem Öl glasig dünsten. Zucchini und Pilze hinzufügen und unter Rühren anbraten. Den Backofen auf 180 °C vorheizen.

3 Die Eier mit 80 ml Wasser und der Sahne verquirlen. Die gehackte Petersilie darunter mischen und das Ganze mit Kräutersalz und Muskat würzen.

4 Die Gemüse-Pilz-Mischung in eine Auflaufform geben und mit der Eimasse übergießen. Im Ofen auf der mittleren Schiene etwa 30 Minuten backen.

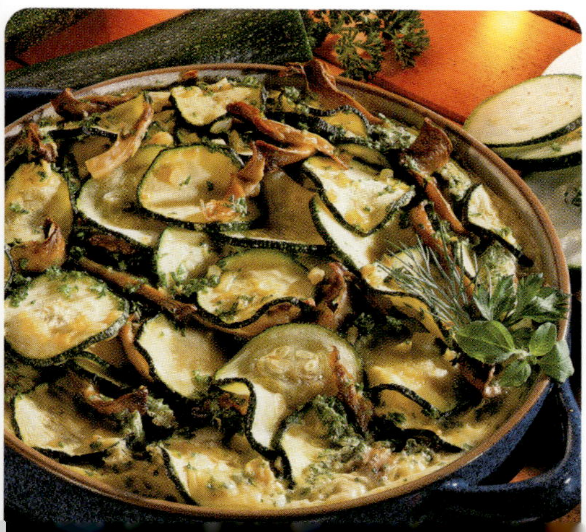

Apfelnudeln mit Backpflaumen

ca. 530 kcal je Portion

Zubereitungszeit: ca. 20 Minuten

Für 2 Personen

160 g kleine Vollkornnudeln • 2 süße Äpfel
1 EL Butter • 5 Backpflaumen • 3 EL Sahne
2 EL Obstdicksaft (Reformhaus)
1/2 TL abgeriebene Schale
1 unbehandelten Zitrone
1/2 TL Zimtpulver
2 EL Haselnusskerne, gehackt oder in Blättchen

1 Die Nudeln in reichlich Wasser bissfest kochen.

2 Inzwischen die Äpfel schälen, vierteln, das Kerngehäuse herausschneiden und die Viertel quer in dünne Scheiben schneiden. Die Butter in einem Topf erhitzen und die Apfelscheiben darin etwa 10 Minuten dünsten, bis sie weich sind.

3 Die Pflaumen klein schneiden, zu den Äpfeln geben und erwärmen. Dann die Sahne, den Obstdicksaft, die Zitronenschale und den Zimt hinzufügen.

4 Die Nudeln abgießen, etwas abtropfen lassen und auf zwei Teller verteilen. Das Apfelkompott darüber geben und alles mit den Nüssen bestreuen.

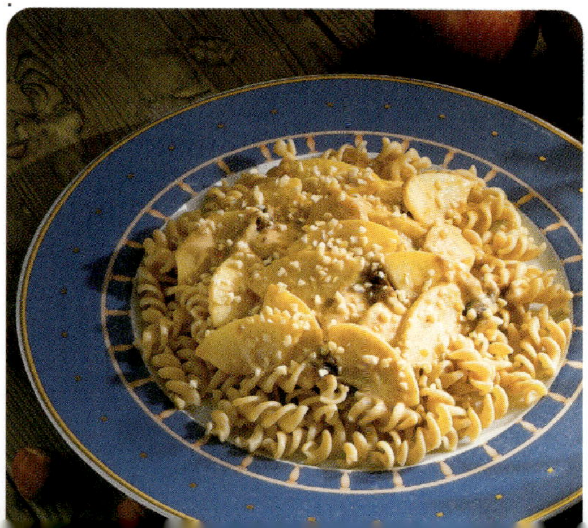

Knusprige Kartoffelpuffer

ca. 670 kcal pro Portion

Zubereitungszeit: ca. 45 Minuten

Für 4 Personen

1 kg neue Kartoffeln (vorwiegend fest kochend)
1 Zwiebel • 1–2 Knoblauchzehen
2 Eigelbe • 1 TL Meersalz
2 EL Weizenvollkornmehl
150 ml kalt gepresstes Sonnenblumenöl

1 Die Kartoffeln waschen und mit einem Sparschäler schälen. Die Zwiebel und die Knoblauchzehen ebenfalls schälen. Alles auf einer Küchenreibe oder in einer Küchenmaschine mittelfein reiben.
2 Das sich absetzende Kartoffelwasser abschütten. Die Kartoffelraspel sofort mit den Eigelben, dem Salz und dem Mehl verrühren.
3 In einer großen beschichteten Pfanne reichlich Sonnenblumenöl erhitzen. Dann mit einer kleinen Schöpfkelle etwa drei Teigportionen hineinsetzen. Diese etwas flachdrücken.
4 Die Puffer so lange braten, bis sie am Rand schön knusprig braun sind. Sie dann umdrehen und von der zweiten Seite ebenso braun braten.
5 Anschließend die Puffer direkt aus der Pfanne nehmen, zwischen zwei Lagen Küchenkrepp legen und so das überschüssige Fett entfernen. Die restlichen Kartoffelpuffer auf die gleiche Weise zubereiten.

Tipp Als Beilage empfehle ich Apfelmus. Man kann jedoch auch grünen Salat, Sauerkraut oder ein anderes Gemüse dazu servieren.

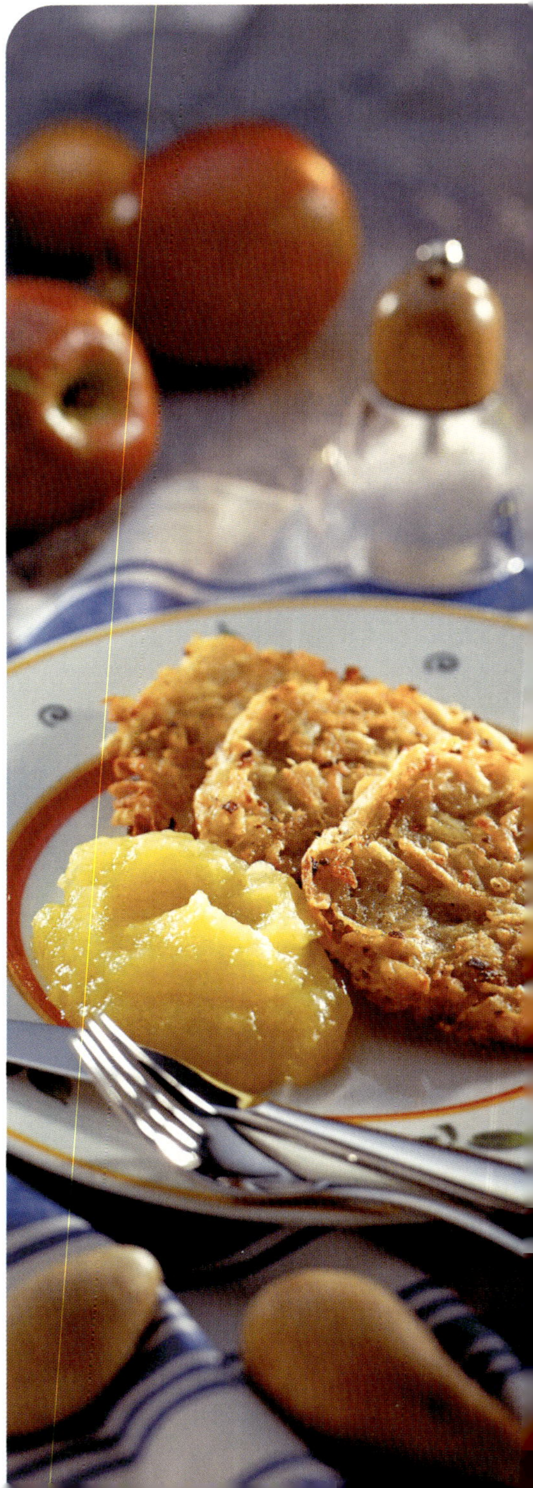

Maiskolben mit Knoblauchbutter

ca. 460 kcal je Portion

Zubereitungszeit: ca. 35 Minuten

Für 2 Personen
Für den Mais
2 frische Maiskolben • etwas Jodsalz

Für die Butter
65 g sehr weiche Butter
1 durchgepresste Knoblauchzehe
3 EL fein gehackte Kräuter (z. B. Petersilie, Dill, Kerbel, Majoran und Zitronenmelisse)
etwas Jodsalz

1 Den Maiskolben putzen, waschen, in eine Kasserolle legen, mit kochendem Salzwasser bedecken und zugedeckt etwa 15 Minuten köcheln lassen.
2 In der Zwischenzeit die Butter cremig rühren. Knoblauch und Kräuter darunter ziehen. Das Ganze mit etwas Salz abschmecken.
3 Die Kolben abtropfen lassen, auf einer Platte anrichten und mit der Knoblauchbutter gut bestreichen.

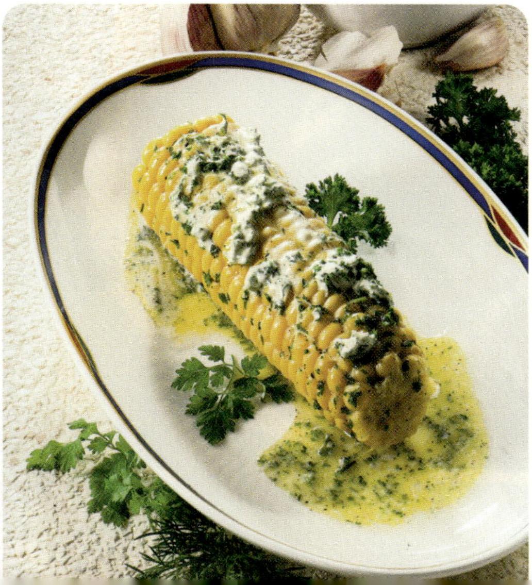

Carpaccio vom Lachs

ca. 260 kcal je Portion

Gefrierzeit: 45 Minuten
Zubereitungszeit: ca. 15 Minuten
Zeit zum Durchziehen: ca. 1 Stunde

Für 2 Personen
Für das Carpaccio
200 g frisches Lachsfilet • 2 EL Aquavit
1 EL Balsamessig • 2 EL kalt gepresstes Olivenöl

Außerdem
8 Kirschtomaten • 2 EL fein gehackte Dillspitzen

1 Den Lachs etwa 45 Minuten im Gefrierfach leicht anfrieren lassen.
2 Danach den Fisch mit einem Lachsmesser (oder einem sehr dünnen, scharfen Messer) schräg zur Faser in hauchdünne Scheiben schneiden. Die Scheiben auf 2 flachen Tellern anrichten.
3 Den Aquavit mit dem Essig, dem Öl und 2 Esslöffeln Wasser verrühren. Diese Marinade auf den Lachsscheiben verteilen und alles etwa 1 Stunde im Kühlschrank durchziehen lassen.
4 Die Kirschtomaten waschen und halbieren. Den Lachs mit den Tomaten und den Dillspitzen garnieren.

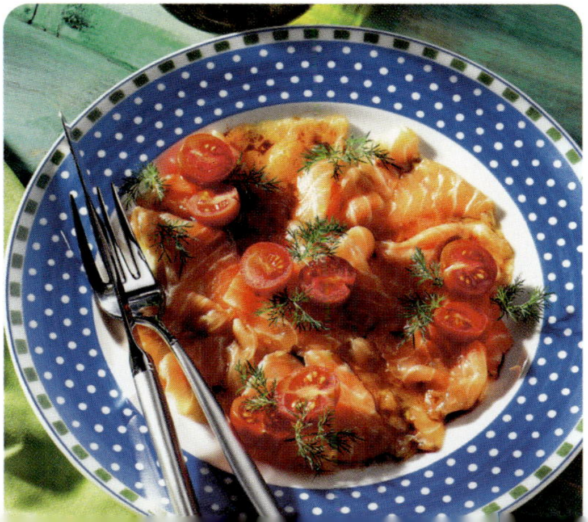

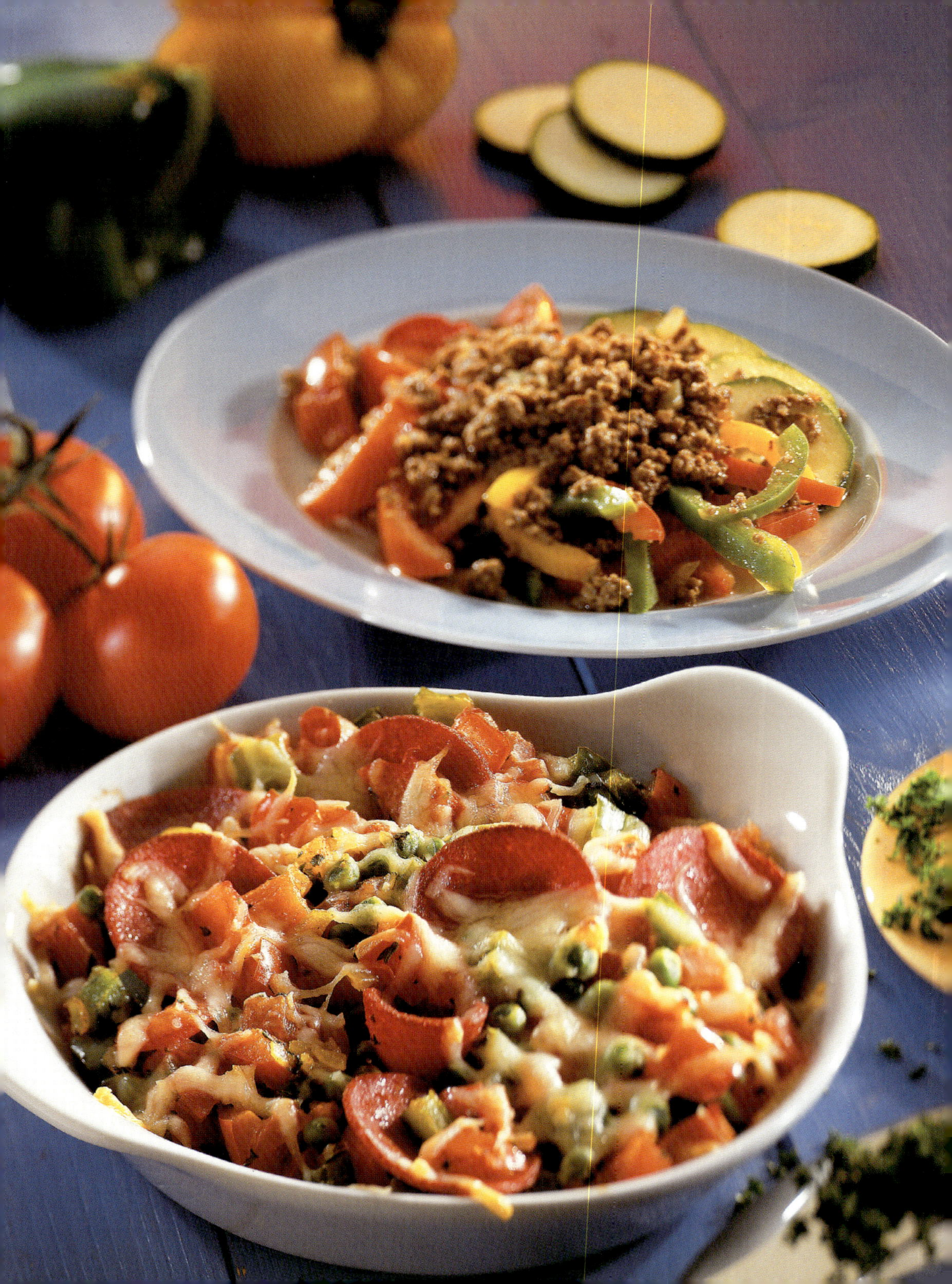

Bunte Hackfleischpfanne

ca. 730 kcal pro Portion

Zubereitungszeit: ca. 30 Minuten

Für 4 Personen

4 Zwiebeln
1 EL Olivenöl
500 g Rinderhackfleisch
250 ml vegetarische Gemüsebrühe (Instantpulver)
5–6 Tomaten
je 1 grüne, rote und gelbe Paprikaschote
3–4 kleine Zucchini

1 Die Zwiebeln fein hacken und in heißem Fett glasig dünsten. Das Fleisch dazugeben und anbraten. Die Brühe angießen, köcheln lassen.
2 In der Zwischenzeit die Tomaten waschen und würfeln. Die Paprikaschoten waschen und in Streifen schneiden. Die Zucchini waschen, dann in dünne Scheiben schneiden.
3 Das Gemüse zu dem Hackfleisch geben. Alles leicht köcheln lassen, bis das Gemüse bissfest ist.

Tipp Einen kleinen Zweig frischem Thymian mitkochen.
Wer's pikant mag, kann auch eine Knoblauchzehe auspressen und dazugeben.

Paprika-Tomaten-Auflauf mit Knoblauchwurst

ca. 1060 kcal pro Portion

Zubereitungszeit: ca. 35 Minuten

Für 4 Personen

2 mittelgroße Zwiebeln
2 Knoblauchzehen
2 grüne Paprikaschoten
2 rote Paprikaschoten
4 EL Öl
600 g Tomaten
2 TL Meersalz
4 TL Paprikapulver
2 TL getrockneter Oregano
2 EL gehackte Petersilie
100 ml vegetarische Gemüsebrühe
200 g Knoblauchwurst vom Rind
200 g TK-Erbsen
120 g geriebener Käse (z. B. Edamer oder Gouda)

1 Die Zwiebeln würfeln, die Knoblauchzehen zerdrücken, die Paprikaschoten halbieren, putzen, waschen und in Würfel schneiden.
2 Zwiebelwürfel und den Knoblauch in heißem Öl glasig dünsten. Die Paprikawürfel dazugeben und weitere 6 Minuten dünsten.
3 Die Tomaten kurz überbrühen, häuten, würfeln und zur Paprikamischung geben. Das Ganze mit Salz, Paprikapulver, Oregano und Petersilie würzen. Die Gemüsebrühe angießen und alles etwa 5 Minuten garen.
4 Die Knoblauchwurst in Scheiben schneiden und zusammen mit den Erbsen unter das Gemüse mischen. Alles in eine gefettete Auflaufform füllen. Mit dem Käse bestreuen. Bei 200 °C etwa 20 Minuten backen.

Überbackener Gemüsetoast

ca. 400 kcal je Portion

Zubereitungszeit: ca. 20 Minuten

Für 2 Personen

1/2 kleine Zucchini • 1/2 kleine rote Paprikaschote
1/2 kleine Zwiebel
8 schwarze Oliven
125 g Mozzarella
4 kleine oder
2 große Scheiben Weizenvollkornbrot
1 EL Butter • 3 EL TK-Maiskörner
1/2 TL Kräutersalz • 1 TL gerebelter Oregano
1/4 TL scharfes Paprikapulver

1 Entweder den Backofen auf 225°C oder den Grill vorheizen.

2 Den Zucchini waschen, putzen und in dünne Scheiben schneiden. Die Paprikahälfte waschen, entkernen und in kleine Würfel schneiden. Die Zwiebel schälen und fein würfeln. Die Oliven entkernen und in Streifen schneiden. Den Mozzarella würfeln.

3 Das Brot mit der Butter bestreichen und mit den Zucchinischeiben belegen. Mais, Paprika- und Mozzarellawürfel, Zwiebelwürfel und Olivenstreifen in einer Schüssel mischen und mit Kräutersalz, Oregano und Paprikapulver würzen.

4 Die Gemüsemischung auf den Brotscheiben verteilen und die Brote im Backofen auf der obersten Schiene oder unter dem Grill 7 bis 8 Minuten überbacken, bis der Käse gut verlaufen ist.

Tipp Wenn Sie rohes Gemüse nicht mögen, dann dünsten Sie es kurz in wenig Öl an, bevor Sie es auf die Brotscheiben geben.

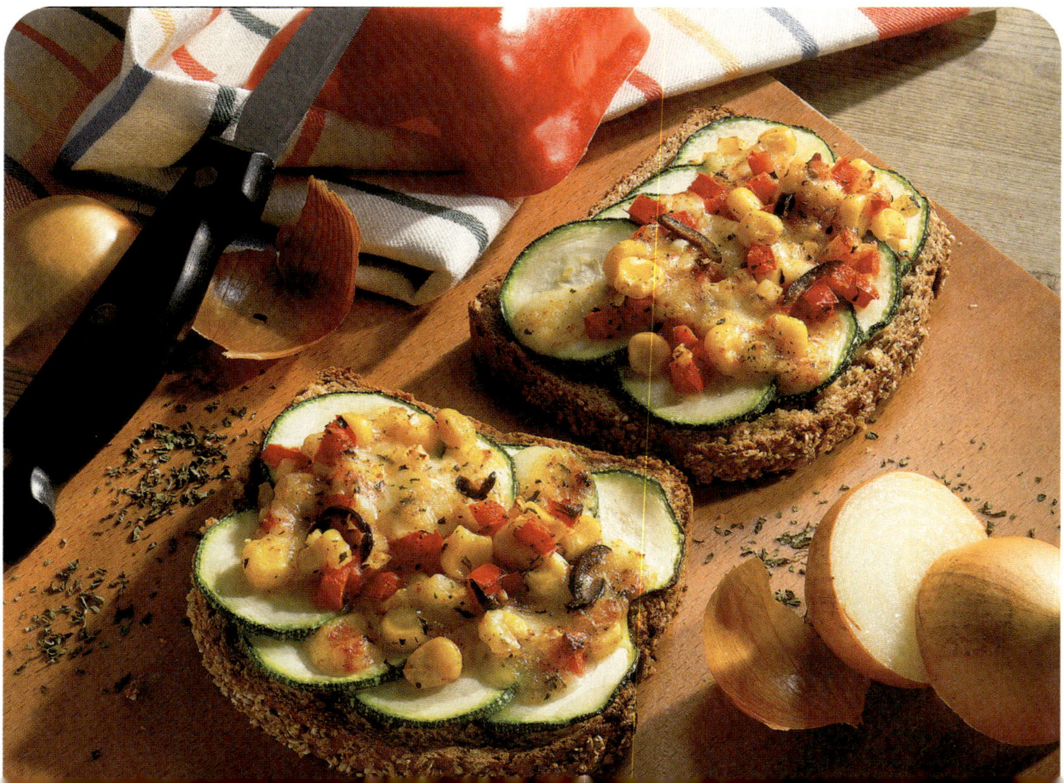

Chicoréerührei

ca. 310 kcal je Portion

Zubereitungszeit: ca. 20 Minuten

Für 2 Personen

2 Chicoréestauden • 1 große Tomate
50 g Emmentaler • 3 frische Eier • 1 EL Sahne
2 EL Schnittlauchröllchen • 1/2 TL Kräutersalz
1/2 TL edelsüßes Paprikapulver
1 EL kalt gepresstes Olivenöl

1 Den Chicorée waschen, putzen, der Länge nach halbieren und den Strunk herausschneiden. Die Stauden dann in feine Streifen schneiden.
2 Die Tomate über Kreuz einritzen, kurz überbrühen, abschrecken und enthäuten. Sie dann halbieren, entkernen und den Stielansatz herausschneiden. Das Fruchtfleisch in Würfel schneiden. Den Käse fein reiben.
3 Die Eier mit der Sahne und 2 Esslöffeln Wasser verquirlen. Den Schnittlauch hinzufügen und alles mit Kräutersalz und Paprikapulver würzen.
4 Das Öl in einer beschichteten Pfanne erhitzen und den Chicorée darin in 3 bis 4 Minuten bissfest dünsten. Dann die Tomatenwürfel dazugeben und die Eier darüber gießen. Alles einige Minuten stocken lassen, dann vorsichtig umrühren.
5 Den Käse darüber streuen und alles noch einige Minuten garen, bis das Ei fest und der Käse geschmolzen ist.

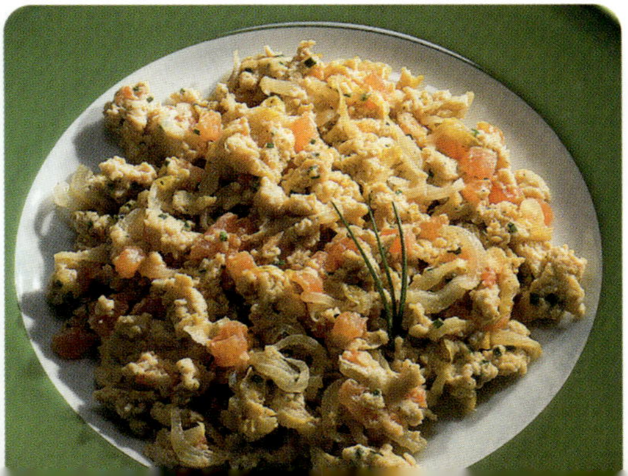

Pfannkuchen mit Bananen-Dattel-Mus

ca. 450 kcal je Portion

Zubereitungszeit: ca. 15 Minuten

Für 2 Personen

Für die Pfannkuchen
100 g feines Dinkel- oder Weizenvollkornmehl
1/2 TL Weinsteinbackpulver • 350 ml Sojamilch
2 Eigelbe • 1 Prise Meersalz
2 EL kalt gepresstes Sonnenblumenöl

Für das Mus
1 weiche Banane
5 frische Datteln (ersatzweise getrocknete)
1/2 TL abgeriebene Schale 1 unbehandelten Zitrone
einige Blättchen Zitronenmelisse

1 Für die Pfannkuchen das Mehl mit dem Backpulver mischen und zusammen mit der Sojamilch, den Eigelben und dem Salz schaumig rühren.
2 Das Öl in einer Pfanne erhitzen. Aus dem Teig darin nacheinander 2 goldbraune Pfannkuchen ausbacken.
3 Inzwischen die Banane schälen und mit einer Gabel zerdrücken. Die Datteln entsteinen und in feine Streifen schneiden. Die Banane mit der Zitronenschale und den Datteln mischen.
4 Die Pfannkuchen mit dem Mus bestreichen, zusammenklappen, mit Zitronenmelisse garnieren und sofort servieren.

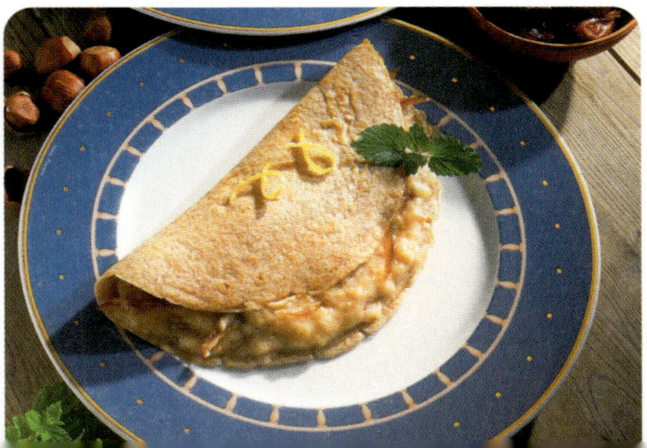

Ardenner Schmorfleisch

ca. 540 kcal

Zubereitungszeit: ca. 40 Minuten

Für 2 Personen

200 g Weißkohl
1 Stange Lauch
10 kleine Zwiebeln
150 g kleine Champignons
2 Möhren
1 Knoblauchzehe
300 g Rinder- oder Lammlende
2 EL Olivenöl
1 TL edelsüßes Paprikapulver
1 TL gerebelter Thymian
1 TL Salz
$^1/_4$ l trockener französischer Rotwein
4 EL süße Sahne

1 Den Weißkohl putzen und in kleine Stücke schneiden. Den Lauch putzen, gründlich waschen und in Ringe schneiden. Die Champignons putzen und kurz waschen oder vorsichtig abreiben. Die Möhren schälen und in kleine Würfel schneiden. Den Knoblauch schälen und fein würfeln.

2 Das Fleisch waschen, trocken tupfen und in kleine Würfel schneiden.

3 Das Öl in einem Topf erhitzen und das Fleisch darin unter Rühren rundherum braun anbraten.

4 Nun das vorbereitete Gemüse, den Knoblauch und die Pilze zum Fleisch geben und etwa 30 Minuten mitschmoren lassen. Das Ganze mit Paprikapulver, Thymian und Salz abschmecken.

5 Den Eintopf mit dem Rotwein ablöschen, etwa 5 Minuten kochen lassen und zum Schluss mit der Sahne verfeinern.

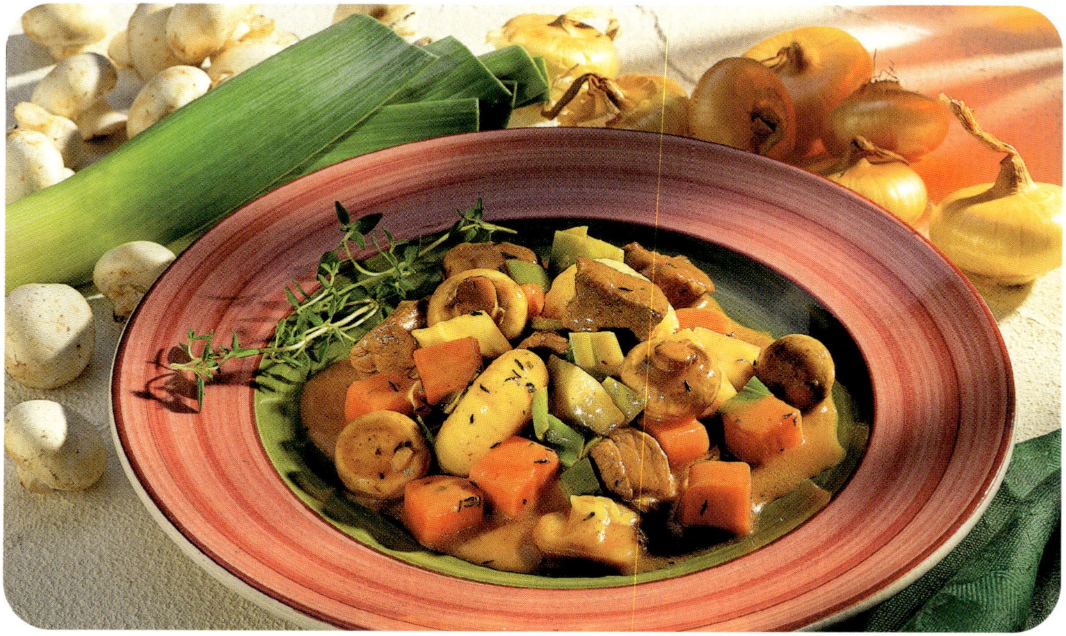

Kalbfleischröllchen auf italienische Art

ca. 350 kcal je Portion

Zubereitungszeit: ca. 40 Minuten

Für 2 Personen

3 mittelgroße Zucchini (ca. 600 g)
Saft von 1 Zitrone
1 rote Paprikaschote
einige Basilikumblättchen
4 dünn geschnittene Kalbsschnitzel (ca. 300 g)
einige frische Salbeiblättchen
2 EL kalt gepresstes Olivenöl
etwas Kräutersalz
3 EL Sahne
3 EL Wasser
etwas Meersalz

1 Die Zucchini waschen, putzen und in Scheiben von etwa 1 cm Dicke schneiden. Diese mit dem Zitronensaft beträufeln und etwa 20 Minuten durchziehen lassen.

2 Die Paprikaschote waschen, vierteln, entkernen und quer in feine Streifen schneiden. Die Basilikumblättchen waschen, gut trocken tupfen und in dünne Streifen schneiden.

3 Die Kalbsschnitzel halbieren. Jeweils 1 bis 2 Salbeiblättchen auf die Fleischstücke legen, das Fleisch aufrollen und mit kurzen Holzspießen zusammenstecken.

4 In einer Pfanne einen Esslöffel Öl erhitzen. Die Zucchinischeiben darin auf jeder Seite etwa 2 Minuten goldbraun braten. Sie anschließend auf Küchenkrepp abtropfen lassen. Die Zucchinischeiben mit den Paprikastreifen mischen und alles mit Kräutersalz würzen.

5 Das restliche Öl in derselben Pfanne erhitzen. Die Kalbsröllchen darin rundherum zunächst 3 Minuten bei starker Hitze bräunen, dann noch 2 bis 4 Minuten zugedeckt bei reduzierter Hitze garen. Sie anschließend im Backofen warm stellen.

6 Den Bratfond mit 3 Esslöffeln Wasser und der Sahne ablöschen, leicht salzen und über die Kalbsröllchen geben. Das Fleisch zusammen mit dem Gemüse servieren.

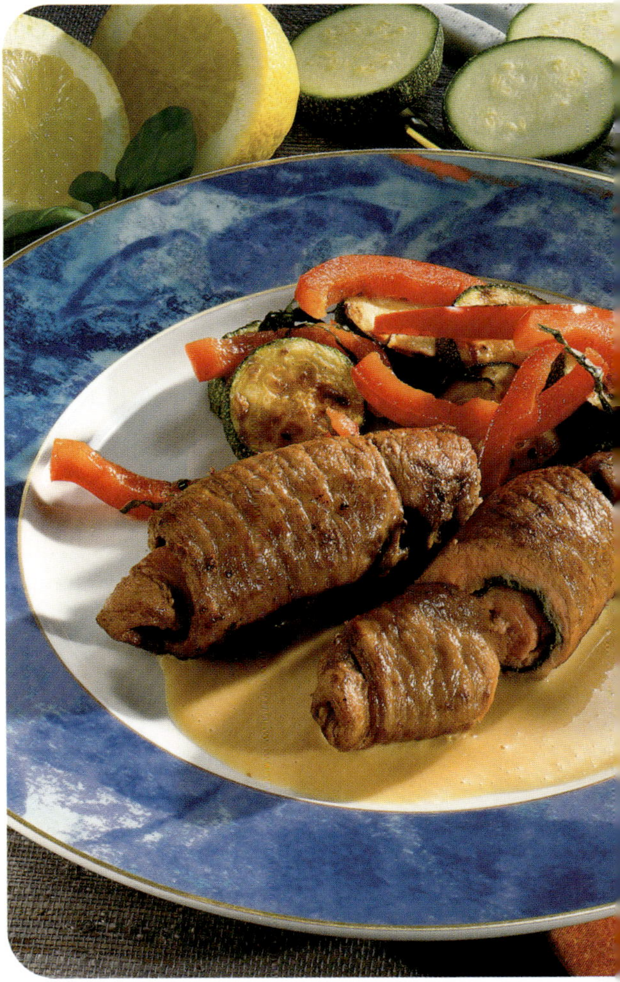

Kartoffel-Wirsing-Eintopf

ca. 400 kcal je Portion

Zubereitungszeit: ca. 35 Minuten

Für 2 Personen
400 g Kartoffeln
400 g Wirsing
2 große Möhren
1 Zwiebel
2 EL kalt gepresstes Olivenöl
1/2 l vegetarische Gemüsebrühe
1 TL Kümmel
3 EL Sahne
2 EL gehackte Petersilie
2 EL Schnittlauchröllchen
etwas Kräutersalz
1/2 TL geriebene Muskatnuss
1/2 TL Cayennepfeffer

1 Die Kartoffeln schälen, waschen und in Würfel schneiden. Den Wirsing putzen, waschen und den Strunk herausschneiden. Den Wirsing in Streifen schneiden. Die Möhren waschen, putzen, schaben und in dünne Scheiben schneiden. Die Zwiebel schälen und würfeln.
2 Das Öl in einem Topf erhitzen und die Zwiebelwürfel darin glasig dünsten. Kartoffeln, Möhren und Wirsing einige Minuten mitdünsten.
3 Die Brühe dazugießen, den Kümmel hinzufügen, alles umrühren und die Suppe aufkochen lassen. Sie dann zugedeckt etwa 20 Minuten köcheln.
4 Die Sahne und die Kräuter dazugeben und die Suppe mit Kräutersalz, Muskat sowie Cayennepfeffer abschmecken.

Kartoffelpüree mit Walnussrosenkohl

ca. 400 kcal je Portion

Zubereitungszeit: ca. 30 Minuten

Für 2 Personen
400 g Kartoffeln
500 g Rosenkohl
etwas Meersalz
3 EL Wasser
50 g Speisequark (20 % Fett i. Tr.)
1/2 TL geriebene Muskatnuss
1/2 TL Kräutersalz
2 EL Schnittlauchröllchen
1 1/2 EL Butter
2 EL gehackte Walnusskerne

1 Die Kartoffeln schälen, waschen, vierteln und in etwas Wasser gar kochen. Den Rosenkohl waschen, putzen und in etwas leicht gesalzenem Wasser in etwa 10 Minuten bissfest garen.
2 Die Kartoffeln zusammen mit 3 Esslöffeln Wasser, dem Quark, dem Muskat und dem Kräutersalz pürieren. Den Schnittlauch darunter rühren.
3 Den Rosenkohl abgießen und abtropfen lassen. Die Butter in einem Topf schmelzen lassen und die Walnusskerne kurz darin rösten. Den Rosenkohl dazugeben und mit der Nussbutter mischen. Den Rosenkohl zum Kartoffelbrei servieren.

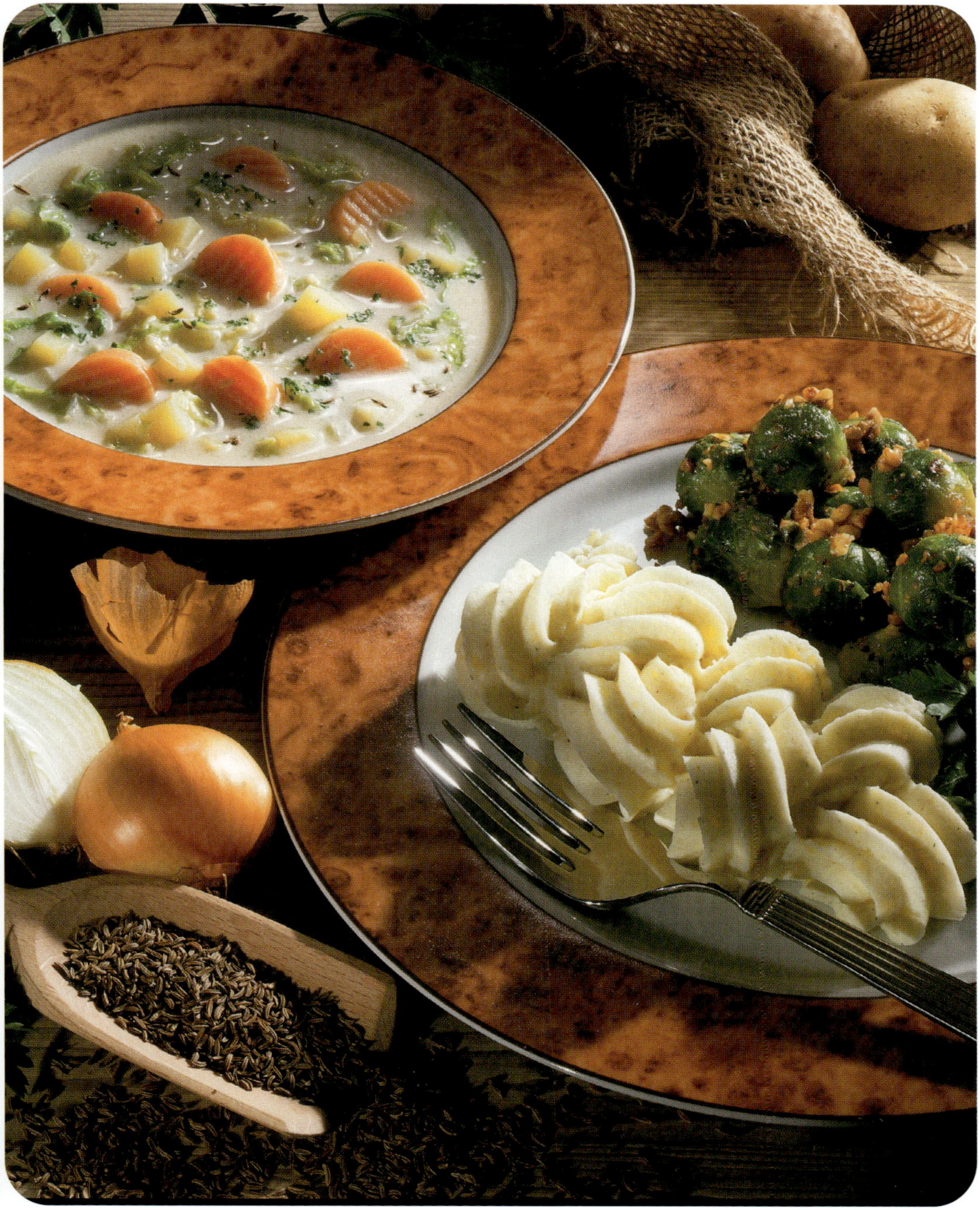

Kartoffel-Räucherfisch-Pfanne

ca. 390 kcal je Portion

Zubereitungszeit: ca. 25 Minuten

Für 2 Personen

400 g gekochte Pellkartoffeln
2 Frühlingszwiebeln
1 Stück Salatgurke (ca. 10 cm lang)
1 kleine rote Paprikaschote
2 EL kalt gepresstes Olivenöl
½ TL Kräutersalz
½ TL edelsüßes Paprikapulver
¼ TL Cayennepfeffer
1 geräuchertes Makrelenfilet
2 EL Schnittlauchröllchen

1 Die Kartoffeln schälen und in Scheiben schneiden. Die Frühlingszwiebeln waschen, putzen und in feine Ringe schneiden. Das Gurkenstück waschen, der Länge nach halbieren und die Kerne mit einem Löffel herauskratzen. Die Gurke in Scheiben schneiden. Die Paprikaschote waschen, vierteln, putzen, entkernen und würfeln.

2 Das Öl in einer Pfanne erhitzen und die Kartoffelscheiben darin anbraten. Zwiebelringe, Gurkenscheiben und Paprikawürfel sowie Kräutersalz, Paprikapulver und Cayennepfeffer dazugeben und alles unter ständigem Rühren bei mittlerer Hitze kurz braten, bis das Gemüse bissfest und die Kartoffelscheiben goldbraun gebraten sind.

3 Inzwischen das Makrelenfilet enthäuten und in mundgerechte Stücke schneiden. Die Fischstücke kurz vor Ende der Garzeit zu den Kartoffeln geben und einige Minuten im Gemüse erwärmen. Die Kartoffelpfanne mit dem Schnittlauch bestreuen.

Beilagentipp

Servieren Sie zur Kartoffel-Fisch-Pfanne einen Blattsalat mit Kräuterdressing.

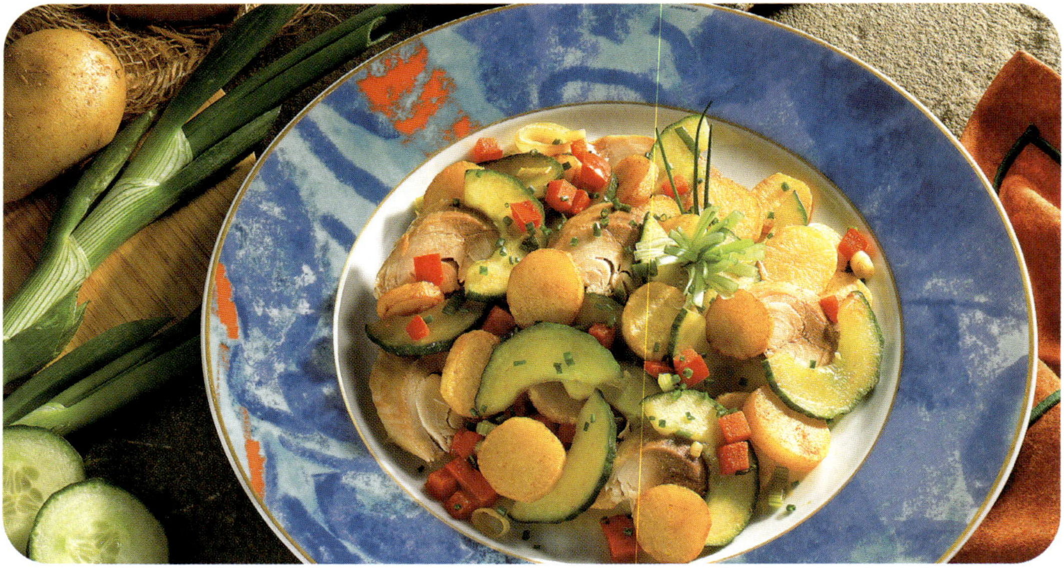

Zitronenhähnchen mit Eisbergsalat

ca. 1030 kcal je Portion

Zubereitungszeit: ca. 45 Minuten

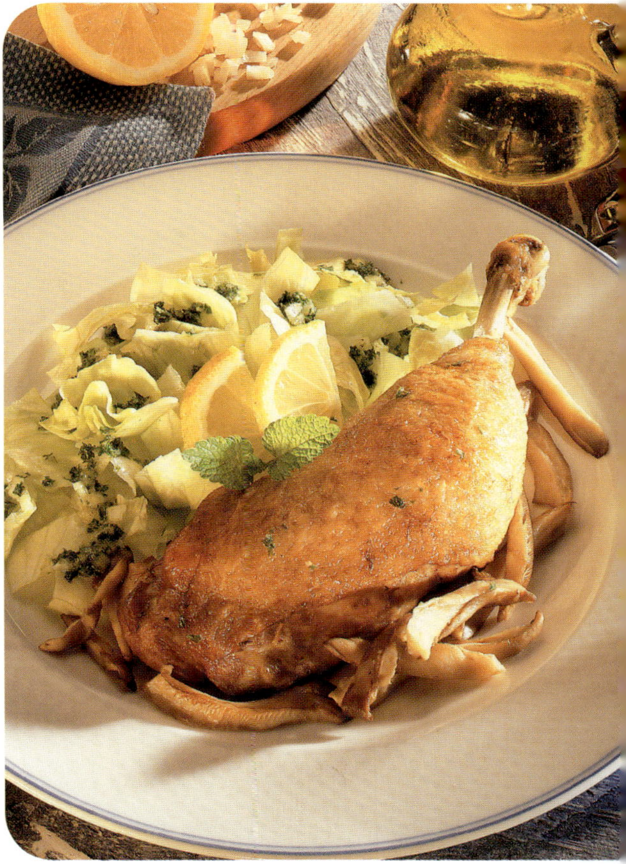

Für 1 Person

Für die Marinade

2 EL Zitronensaft
1 EL abgeriebene Zitronenschale
2 EL frisch gehackte Zitronenmelisse
1 1/2 TL Kräutersalz • 2 EL Sonnenblumenöl

Für das Fleisch

1 Hähnchenschenkel • 1 EL Sonnenblumenöl
200 g Austernpilze
1 EL vegetarische Gemüsebrühe (Instantpulver)

Für den Salat

1/2 Kopf Eisbergsalat • 1 kleine Zwiebel
3 EL frische Kräuter (z. B. Schnittlauch, Zitronenmelisse, Sauerampfer)
1 EL Sonnenblumenöl • 1 EL Zitronensaft
1 TL Obstdickdsaft (Reformhaus)

1 Aus Zitronensaft, -schale, -melisse, Kräutersalz und Öl eine Marinade herstellen.

2 Das Fleisch waschen und trocken tupfen. Gleichmäßig mit der Marinade begießen.

3 Das Öl in der Pfanne erhitzen, den Hähnchenschenkel rundum darin anbraten.

4 Die Pilze putzen, in Streifen schneiden und zum Fleisch geben. Alles bei milder Hitze etwa 20 Minuten schmoren lassen. Mit dem Brühpulver würzen.

5 Den Eisbergsalat putzen, waschen, trocknen und klein schneiden. Die Zwiebel schälen, die Kräuter waschen und beides fein hacken.

6 Das Öl mit Zitronensaft, 80 ml Wasser, Salz, Zwiebel und Kräutern vermischen, mit dem Obstdicksaft mild abschmecken.

7 Den Salat gut mit der Sauce mischen und mit dem Hähnchenschenkel servieren.

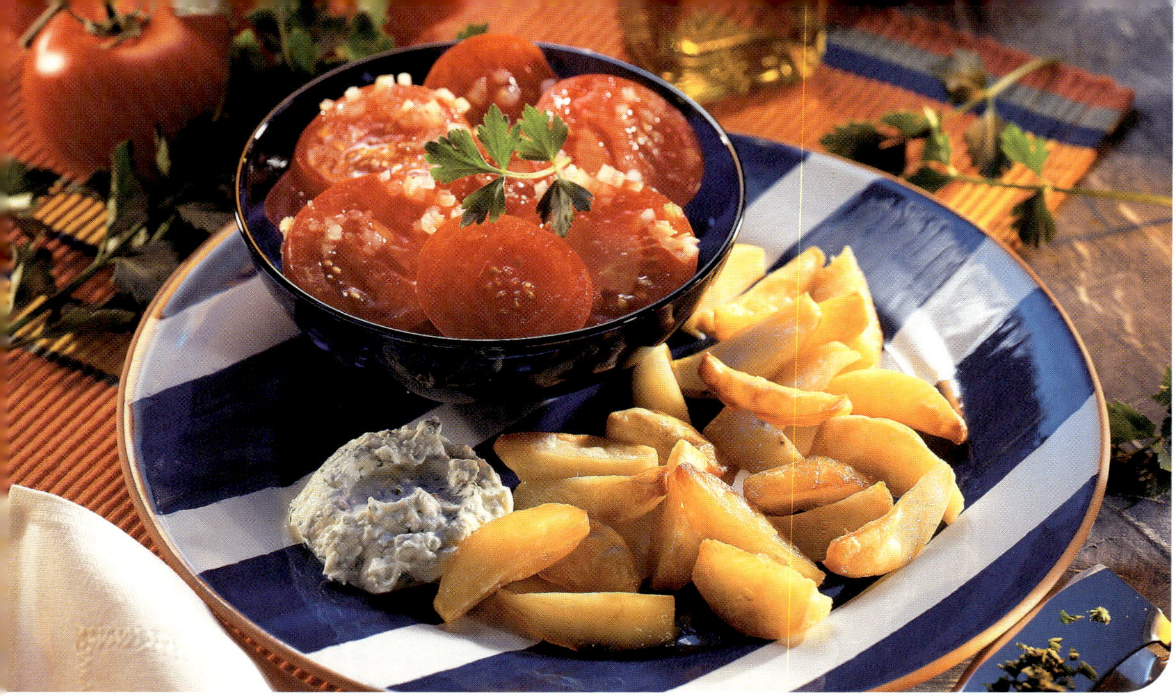

Ofenkartoffel mit Käsesauce

ca. 780 kcal pro Portion

Zubereitungszeit: ca. 45 Minuten
Backzeit: ca. 35 Minuten

Für 2 Personen

450 g Kartoffeln (fest kochend)
6 EL kalt gepresstes Olivenöl
1/2 TL Meersalz
200 g Doppelrahm-Frischkäse
6 EL Wasser
1–2 Knoblauchzehen
3 EL gehackte Kräuter (z. B. Petersilie, Kerbel, Schnittlauch)
etwas Kräutersalz
600 g Tomaten
1 Zwiebel
3 Zweige Petersilie

1 Den Backofen auf 200 °C vorheizen. Die Kartoffeln waschen, sorgfältig schälen und in etwa 2 cm dicke Spalten schneiden.

2 Auf ein Backblech 5 Esslöffel Öl gießen und die Kartoffelspalten darauf legen. Mit Salz würzen und im Ofen etwa 35 Minuten backen. Gegen Ende der Backzeit die Kartoffeln mit einer Bratschaufel wenden.

3 Für die Sauce den Doppelrahm-Frischkäse mit dem Wasser glatt rühren. Die Knoblauchzehen schälen und durch die Presse dazudrücken. Die Kräuter unterrühren und alles mit Kräutersalz abschmecken.

4 Für den Salat die Tomaten waschen und die Stielansätze herausschneiden. Die Tomaten in dünne Scheiben schneiden.

5 Die Zwiebel schälen, fein würfeln und mit den Tomaten mischen. Den Salat mit Kräutersalz würzen, mit Olivenöl beträufeln und mit der gewaschenen, abgezupften Petersilie garnieren.

Makkaroni mit Fenchel-Zwiebel-Gemüse

ca. 500 kcal je Portion

Zubereitungszeit: ca. 30 Minuten

Für 2 Personen

120 g Vollkornmakkaroni
1/2 TL Meersalz
2 Fenchelknollen
3 Zwiebeln
2 EL kalt gepresstes Olivenöl
2 EL fein gehackte Petersilie
1/4 TL Cayennepfeffer
1/2 TL edelsüßes Paprikapulver
6 EL Doppelrahmfrischkäse mit Kräutern
etwas Kräutersalz
2 EL Schnittlauchröllchen

1 Die Makkaroni in reichlich leicht gesalzenem Wasser nach Packungsbeschreibung bissfest garen.

2 Inzwischen den Fenchel waschen, putzen, der Länge nach halbieren und in Streifen schneiden. Die Zwiebeln schälen und achteln.

3 Das Öl in einem Topf erhitzen und die Zwiebeln darin andünsten. Fenchel, Petersilie, Cayennepfeffer und Paprikapulver dazugeben und unterrühren.

4 Das Gemüse zugedeckt etwa 10 Minuten garen. Den Frischkäse unter Rühren in dem Gemüse schmelzen lassen. Dann das Ganze mit Kräutersalz abschmecken.

5 Das Fenchelgemüse auf die abgetropften Nudeln geben und alles mit Schnittlauch bestreuen.

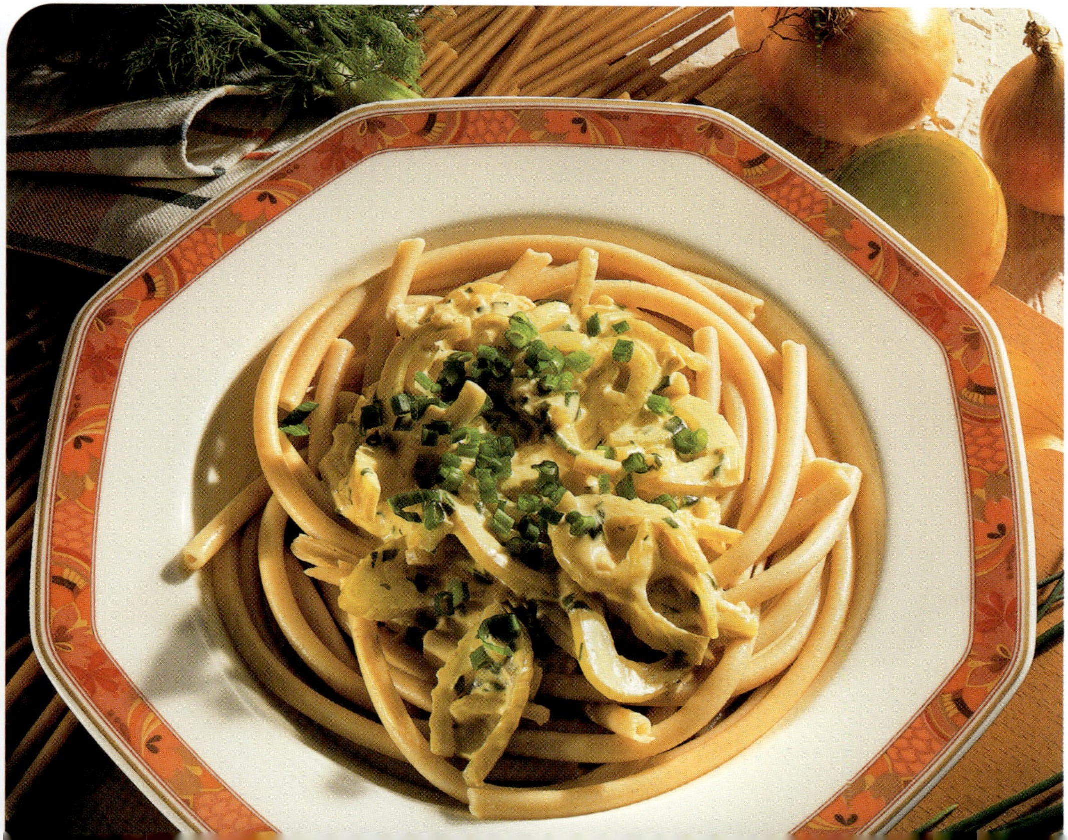

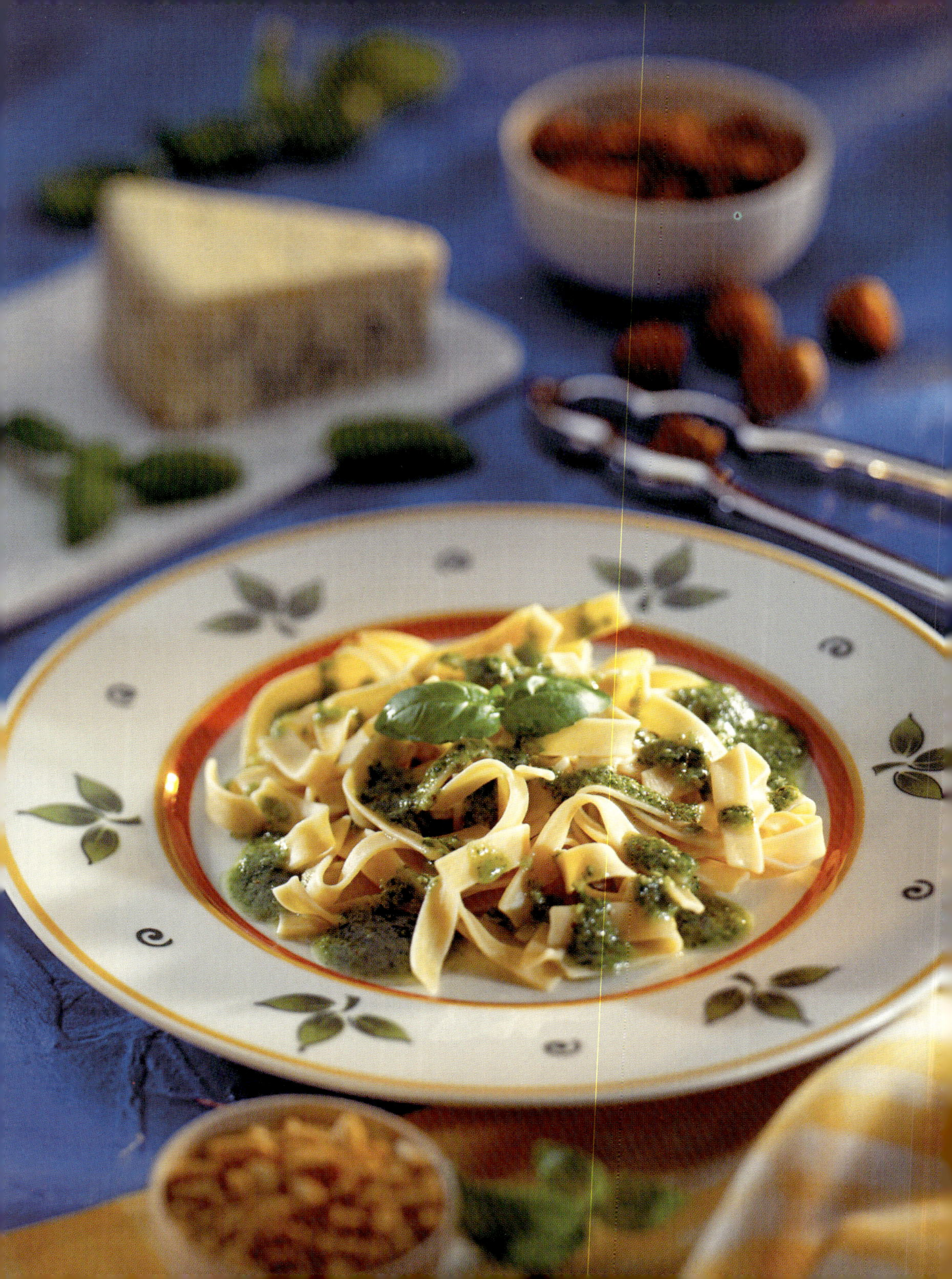

Tagliatelle mit Basilikumsauce

ca. 1120 kcal pro Portion

Zubereitungszeit: ca. 35 Minuten

Für 2 Personen

1–2 Bund Basilikum
1–2 große Knoblauchzehen
1 EL Pinienkerne
1/2 EL gemahlene Haselnüsse
Salz
Pfeffer
60 ml kalt gepresstes Olivenöl
100 g Ziegenweichkäse, Roquefort oder Brie
250 g schmale Bandnudeln (z. B. Tagliatelle)
2 EL kalte Butterflöckchen

Tipp Statt des Basilikums können Sie auch Bärlauch nehmen, der im Frühjahr auf vielen Märkten angeboten wird. Dann reicht auch 1 kleine Knoblauchzehe.

1 Das Basilikum verlesen, sorgfältig waschen, trocken schütteln und grob zerschneiden. Die Knoblauchzehen abziehen, zusammen mit den Pinienkernen und dem Basilikum sehr fein hacken.

2 Alles in ein hohes Gefäß geben, die Haselnüsse untermischen, mit Salz und Pfeffer pikant abschmecken. Dann abwechselnd das Olivenöl und den Käse in kleinen Mengen mit dem Quirl eines Handrührgerätes unterrühren, bis die Basilikumsauce schön cremig ist.

3 Die Nudeln in reichlich sprudelndem Salzwasser bissfest kochen, dann über einem Sieb abgießen. Dabei 1/4 Tasse Kochwasser auffangen. Die Nudeln in eine Schüssel füllen und sofort mit den kalten Butterflöckchen vermengen.

4 Zum Schluss das aufgefangene Kochwasser mit der Basilikumsauce verrühren. Die Nudeln auf zwei Tellern anrichten und die heiße Sauce darüber gießen. Das Ganze sofort servieren.

Nudelgratin mit Paprika

ca. 730 kcal pro Portion

Zubereitungszeit: ca. 45 Minuten

Für 2 Personen

Für die Nudeln

170 g Vollkornspiralen
etwas Meersalz
½ EL Sonnenblumenöl
1 kleine rote Paprikaschote

Für die Sauce

125 ml Sahne
125 ml Wasser
1 EL vegetarische Gemüsebrühe (Instantpulver)
1 Msp. Cayennepfeffer
½ TL Pizzagewürz
1 TL Kräutersalz
100 g Greyerzer oder Emmentaler

Tipp Als Beilage esse ich gerne einen grünen Salat, zum Beispiel einen Feldsalat mit Pilzen. Dazu frische Champignons in Butter goldbraun anbraten. Mit Salz würzen. Den Feldsalat mit einer Obstessig-Öl-Vinaigrette anmachen. Die lauwarmen Pilze darauf verteilen und mit frischen Kräutern bestreuen.

1 Die Vollkornnudeln in reichlich leicht gesalzenem, sprudelndem Wasser, zusammen mit dem Sonnenblumenöl, bissfest garen. Sie dann abgießen und kurz mit kaltem Wasser abschrecken. Den Backofen auf 175 °C vorheizen.

2 In der Zwischenzeit die Paprikaschote waschen, halbieren, entkernen und in sehr feine Würfel schneiden.

3 Dann die Nudeln in eine gefettete Auflaufform geben und die Paprikawürfel sorgfältig untermischen.

4 Für die Sauce die Sahne und das Wasser miteinander verrühren, mit Gemüsebrühe, Cayennepfeffer, Pizzagewürz und Kräutersalz pikant abschmecken.

5 Die Sahnesauce über die Nudeln gießen. Den Käse in schmale Streifen schneiden und das Gratin gleichmäßig damit bedecken.

6 Im Ofen etwa 20 Minuten überbacken, bis der Käse geschmolzen ist.

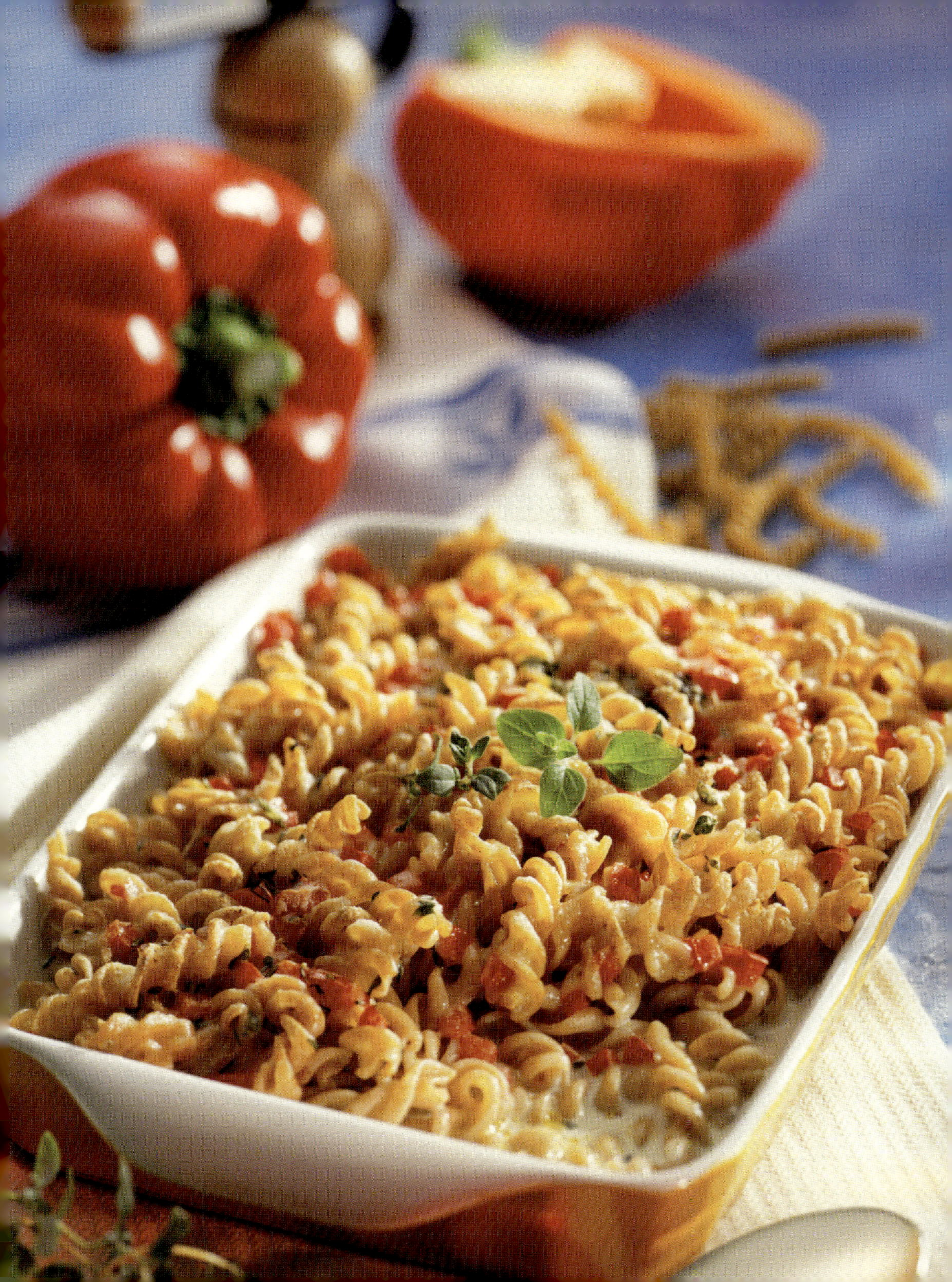

Gebratener Gemüsereis

ca. 440 kcal je Portion

Zubereitungszeit: ca. 30 Minuten

Für 2 Personen

2 Stangen Staudensellerie
1 Möhre
100 g Champignons
100 g Zuckerschoten
2 Frühlingszwiebeln
1 Zwiebel
1 Knoblauchzehe
2 EL kalt gepresstes Olivenöl
$^1/_4$ TL Meersalz
2 frische Eigelbe
1 EL Sahne
400 g in Gemüsebrühe gekochter Naturreis (entspricht ca. 130 g Rohgewicht)
etwas Cayennepfeffer
50 g frische Soja- oder Mungobohnensprossen

1 Den Sellerie, die Möhren, die Champignons, die Zuckerschoten und die Frühlingszwiebeln waschen und putzen.

2 Den Sellerie in dünne Scheiben, die Frühlingszwiebeln in feine Ringe, die Möhre in feine Stifte schneiden. Die Champignons in dünne Scheiben schneiden. Die Zwiebel schälen und fein würfeln. Den Knoblauch schälen und durch die Presse drücken.

3 Das Öl in einer großen Pfanne erhitzen und die Zwiebeln sowie den Knoblauch unter Rühren darin anbraten.

4 Das vorbereitete Gemüse nach und nach dazugeben, salzen und unter Rühren einige Minuten bei starker Hitze braten.

5 Die Eigelbe mit der Sahne verquirlen und über das Gemüse gießen. Dann den Reis hinzufügen und alles miteinander mischen. Das Ganze noch 2 bis 3 Minuten braten und dann mit Cayennepfeffer abschmecken.

6 Die Sojasprossen mit heißem Wasser abspülen und kurz vor Ende der Bratzeit zum bunten Gemüse geben.

Zum Mitnehmen

Den Gemüsereis können Sie auch kalt essen. Er eignet sich somit prima fürs Büro.

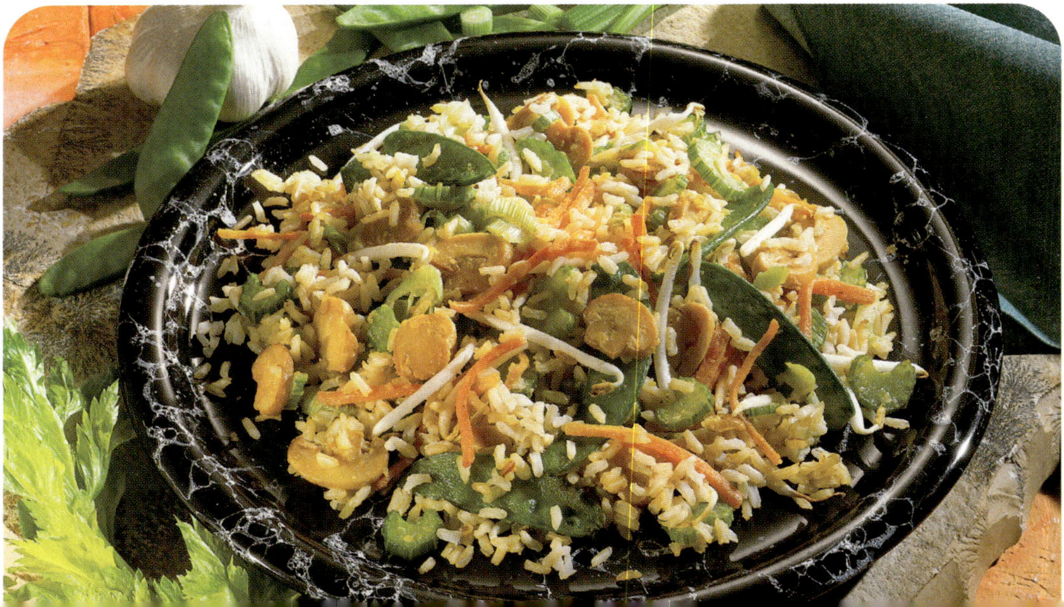

Bunter Reiseintopf

ca. 615 kcal je Portion

Zubereitungszeit: ca. 30 Minuten
Quellzeit: ca. 8 Stunden

Für 2 Personen

100 g Naturreis
1 Bund Suppengrün
1 EL Butter
100 g TK-Erbsen
600 ml vegetarische Gemüsebrühe (Instantpulver)
2 TL getrockneter Liebstöckel
4 EL Sahne
1 frisches Eigelb
3 EL gehackte Petersilie

1 Den Reis in einen Topf geben, mit etwa ½ Liter Wasser bedecken und etwa 8 Stunden quellen lassen.

2 Am nächsten Tag den Reis im geschlossenen Topf etwa 25 Minuten bei milder Hitze garen, anschließend abgießen.

3 In der Zwischenzeit das Suppengrün putzen, gründlich waschen, ggf. schälen und in feine Ringe oder Würfel schneiden.

4 Die Butter in einem Topf schmelzen lassen und das Suppengrün darin einige Minuten andünsten. Dann die Erbsen hinzufügen und kurz mitdünsten.

5 Die Brühe unter Rühren dazugießen und das Ganze zugedeckt etwa 15 Minuten köcheln lassen.

6 Den Reis hinzufügen, alles erwärmen und mit dem Liebstöckel würzen. Die Sahne mit dem Eigelb und etwas Suppenbrühe cremig verschlagen. Die Suppe vom Herd nehmen und die Eigelb-Sahne-Mischung unterrühren. Den Eintopf mit der Petersilie bestreut servieren.

Tipp Reis in kleinen Mengen zu kochen lohnt sich nicht. Darum gleich die doppelte Portion zubereiten und für ein weiteres Gericht kühl aufbewahren oder den gegarten Reis einfrieren.

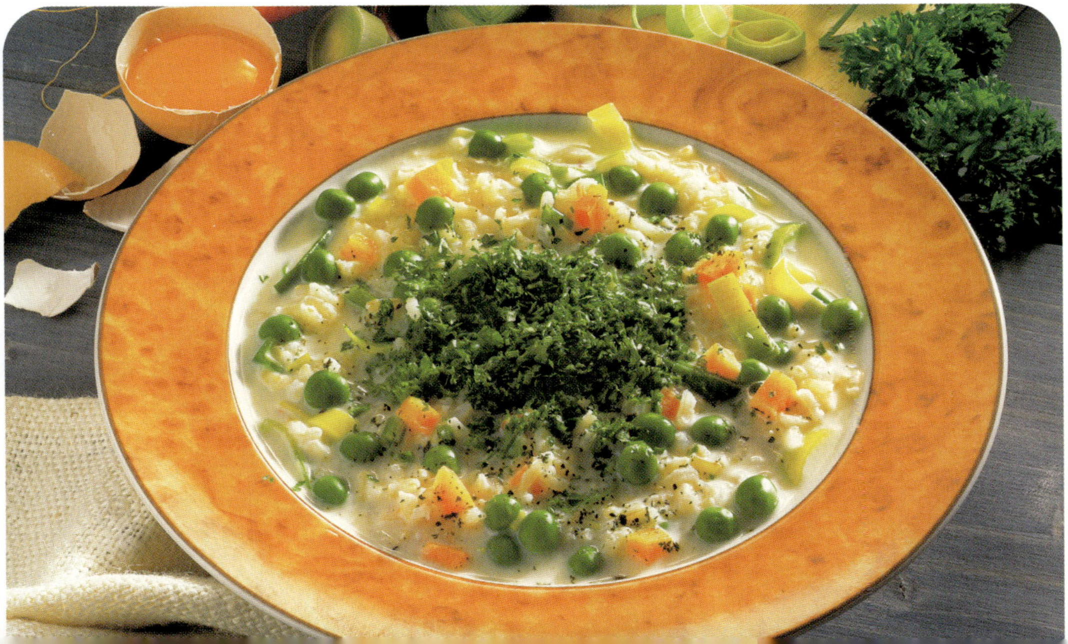

Matjes mit Pellkartoffeln

ca. 450 kcal pro Portion

Zubereitungszeit: ca. 1 ½ Stunden
Zeit zum Durchziehen: ca. 24 Stunden

Für 2 Personen
Für die Heringe
8 Matjesfilets
1–2 rote Zwiebeln
1–2 mürbe Äpfel
80 ml Sahne
220 ml Wasser
½ Lorbeerblatt
2–3 Wacholderbeeren
½ Bund fein gehackter Dill
100 g saure Sahne

Außerdem
500 g kleine Kartoffeln
½ TL Salz

1 Für die Sauce die Zwiebeln schälen und in dünne Ringe schneiden. Die Äpfel ebenfalls schälen, vierteln, das Kerngehäuse herausschneiden und die Früchte in dünne Spalten schneiden.
2 Die Sahne mit dem Wasser vermischen. Lorbeerblatt, Wacholderbeeren, Dill, Zwiebelringe und Apfelspalten hinzufügen. Die Matjesfilets zwischen die Apfelspalten und die Zwiebelringe legen und alles etwa 24 Stunden ziehen lassen.
3 Dann das Lorbeerblatt entfernen und die saure Sahne untermischen.
4 Die Kartoffeln mit der Schale unter fließendem Wasser abbürsten. Dann in einen Topf geben und so viel Wasser dazugießen, dass die Kartoffeln gerade bedeckt sind. Salz zugeben. In etwa 25 Minuten gar kochen.
5 Die Kartoffeln abgießen und etwas ausdampfen lassen. Die Matjesfilets mit den heißen Pellkartoffeln servieren.

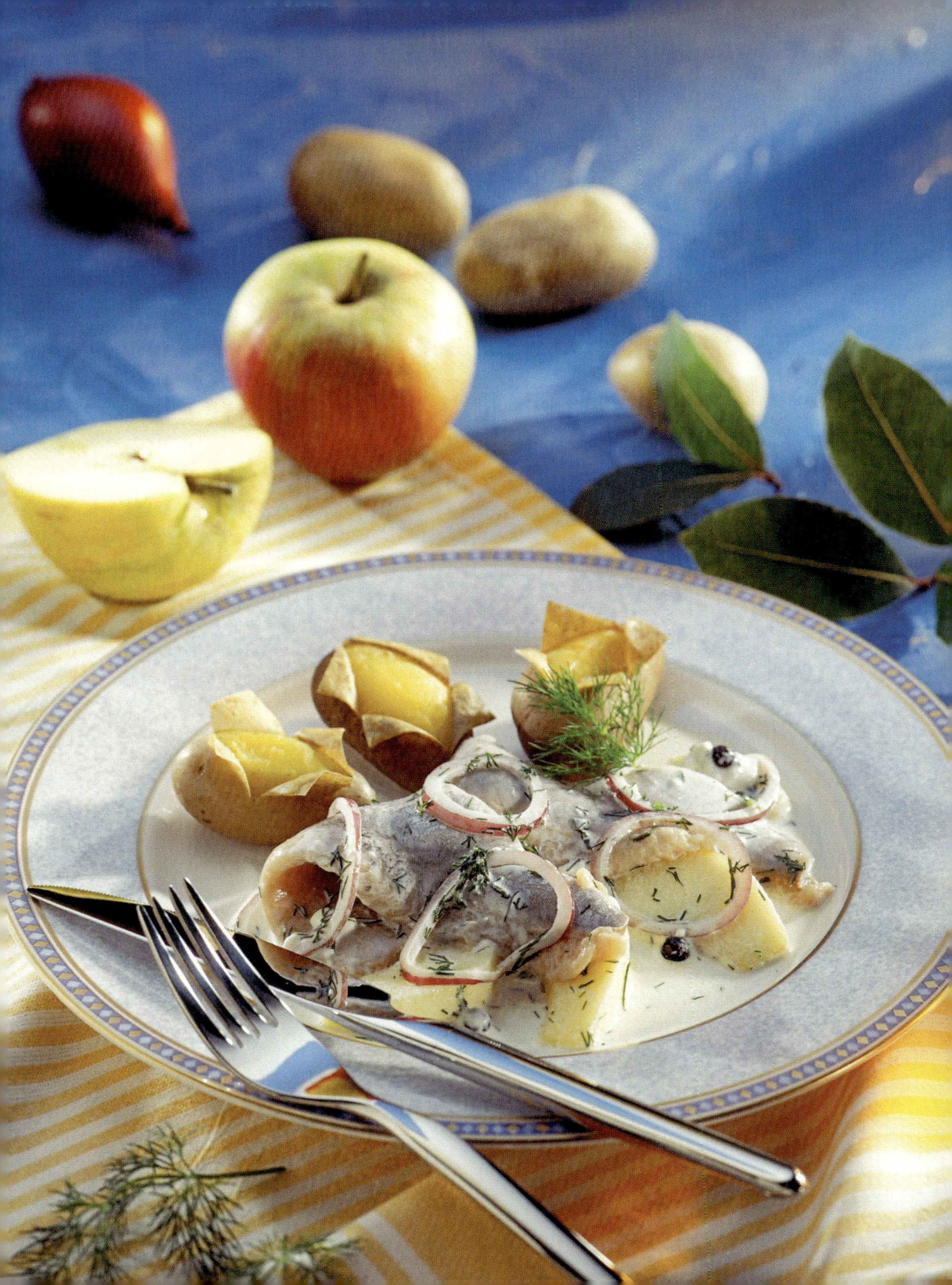

Asiatisches Tofugemüse

ca. 410 kcal je Portion

Zubereitungszeit: ca. 45 Minuten

Für 2 Personen

1 Zucchini (300 g)
100 g frische Shiitake- oder Austernpilze
1 rote Paprikaschote
1 gelbe Paprikaschote
100 g Mungobohnenkeimlinge
1 Zwiebel
1 Knoblauchzehe
1 EL fein gehackte frische Ingwerwurzel
2 EL kalt gepresstes Sonnenblumenöl
40 g Cashewkerne
150 g fester Tofu
2 EL salzarme Sojasauce
einige Spritzer Worcestershiresauce
1 EL fein gehackter Liebstöckel

1 Den Zucchini waschen, putzen und in dünne Scheiben schneiden. Die Pilze putzen, vorsichtig abreiben und in Streifen schneiden.

2 Die Paprikaschoten halbieren, putzen, entkernen, waschen und klein würfeln. Die Mungobohnenkeime gut verlesen und heiß abspülen.

3 Die Zwiebel schälen und in dünne Spalten schneiden. Den Knoblauch schälen und zerdrücken.

4 Zwiebel und Knoblauch zusammen mit dem Ingwer im heißen Öl glasig dünsten. Dann das Gemüse, die Pilze und die Cashewkerne hinzufügen. Alles gründlich durchrühren.

5 Den Tofu in etwa 2 cm große Würfel schneiden und zum Gemüse geben. Alles mit Sojasauce würzen und unter Rühren etwa 10 Minuten garen.

6 Das Gemüse nach Belieben mit einigen Spritzern Worcestershiresauce würzen und mit dem Liebstöckel bestreuen.

Tipp Mungobohnen sind in China und Indien sehr beliebt. Die Keimlinge dieser grünen Sojabohne können Sie auch selbst ziehen. Die Bohnen und ihre Keimlinge sind sehr vitaminreich und aromatisch.

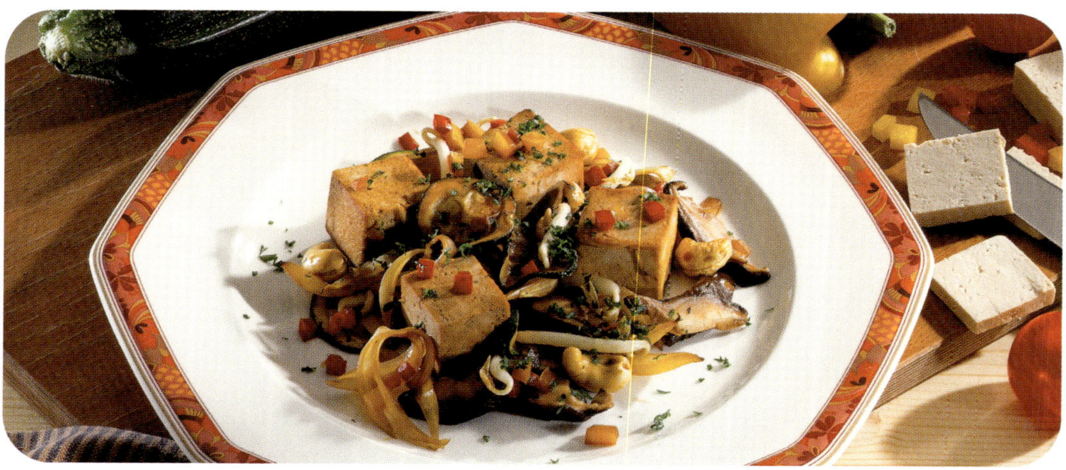

Gefüllte Frikadellen nach griechischer Art

ca. 745 kcal je Portion

Zubereitungszeit: ca. 25 Minuten

Für 2 Personen

Für die Frikadellen
8 Basilikumblättchen
75 g Schafskäse
1 Zwiebel
1 große Möhre
250 g Rinder- oder Lammhackfleisch
1 frisches Eigelb
1 TL Kräutersalz
1 TL Paprikapulver, edelsüß
1 EL kalt gepresstes Sonnenblumenöl

Für den Salat

6 Tomaten
2 TL kalt gepresstes Olivenöl
1/2 TL Kräutersalz
1 Zwiebel
8 schwarze Oliven
10 Basilikumblättchen

1 Die Basilikumblättchen waschen und in Streifen schneiden. Den Schafskäse grob mit der Gabel zerdrücken und mit den Basilikumstreifen vermischen.

2 Die Zwiebel fein würfeln. Die Möhre schälen, waschen und fein raspeln.

3 Das Hackfleisch in eine Schüssel geben und mit Zwiebelwürfeln, Möhrenraspeln, Eigelb, Kräutersalz und Paprikapulver vermischen.

4 Aus dem Fleischteig zwei Frikadelle formen, eine Mulde hineindrücken, den Schafskäse hineinfüllen und wieder zu einer Frikadelle formen.

5 Das Sonnenblumenöl in einer Pfanne erhitzen und die Frikadellen darin bei mittlerer Hitze etwa 8 Minuten von jeder Seite braten, bis sie knusprig braun ist.

6 Für den Salat die Tomaten waschen, vierteln und die Stielansätze herausschneiden.

7 Die Tomaten mit dem Olivenöl beträufeln und mit dem Kräutersalz würzen. Die Zwiebel schälen, in Ringe schneiden und zusammen mit den Oliven zum Salat geben. Den Salat zum Schluss mit den Basilikumblättchen garnieren.

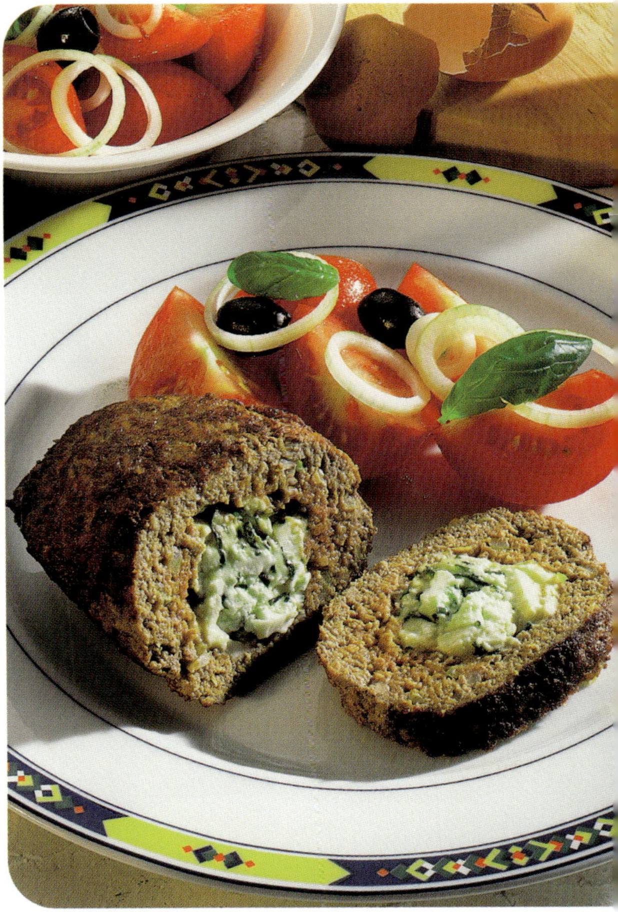

Gratinierte Champignonschnitzel

ca. 320 kcal je Portion

Zubereitungszeit: ca. 30 Minuten

Für 2 Personen

2 Kalbsschnitzel à ca. 100 g
250 g Champignons
50 g würziger Käse, z. B. Roquefort, Emmentaler oder mittelalter Gouda
1 EL kalt gepresstes Olivenöl
1/2 TL Kräutersalz
2 EL gehackte Petersilie
1 EL ungehärtetes Kokosfett (Reformhaus)
etwas Meersalz

1 Die Schnitzel waschen und trocken tupfen. Die Pilze waschen, putzen und in dünne Streifen schneiden. Die Frühlingszwiebeln waschen, putzen und fein würfeln. Den Käse reiben oder in kleine Würfel schneiden.

2 Das Öl in einer Pfanne erhitzen. Die Schalottenwürfel und die Champignons darin 5 bis 6 Minuten dünsten. Beides mit Kräutersalz würzen und die Petersilie hinzufügen.

3 Gleichzeitig in einer anderen Pfanne das Kokosfett erhitzen. Die Schnitzel von jeder Seite etwa 3 Minuten darin braten. Sie anschließend leicht salzen.

4 Die Champignons auf die Schnitzel geben und den Käse darauf verteilen. Einen Deckel auf die Pfanne legen und die Schnitzel bei kleiner Hitze 3 bis 5 Minuten weitergaren, bis der Käse geschmolzen ist.

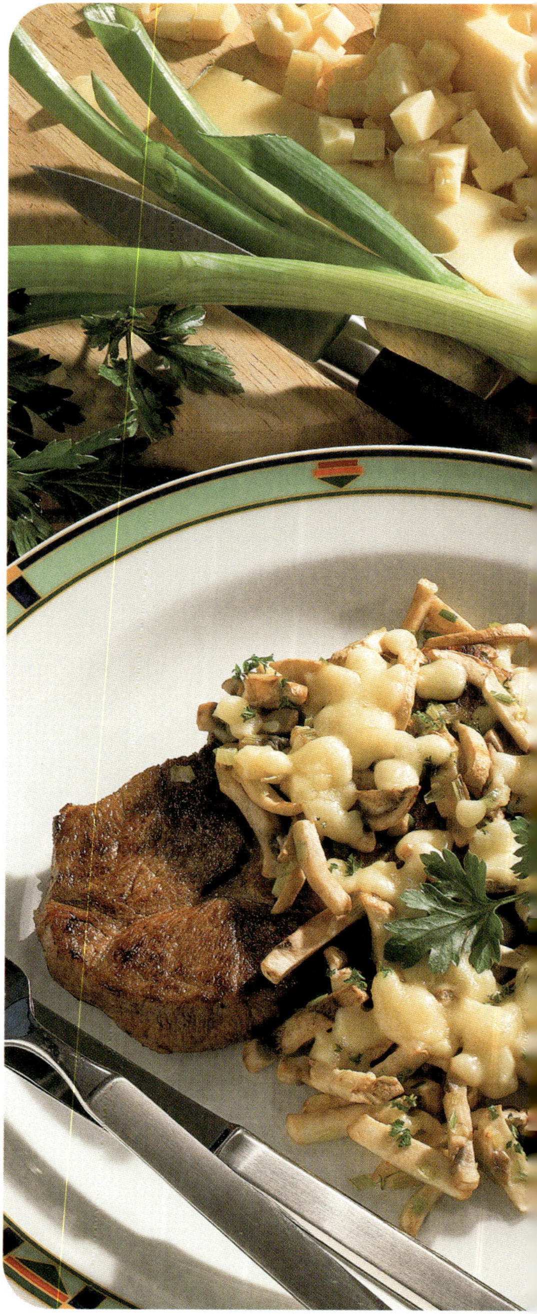

Rosenkohl-Rindfleisch-Pfanne

ca. 360 kcal je Portion

Zubereitungszeit: ca. 35 Minuten

Für 2 Personen

400 g Rosenkohl
2 Zwiebeln
250 g Rumpsteak
1 Knoblauchzehe
1 EL ungehärtetes Kokosfett (Reformhaus)
etwas Meersalz
1/2 TL Kurkumapulver (Gelbwurz)
1/2 TL Cayennepfeffer
1/2 TL gemahlener Koriander
250 ml vegetarische Gemüsebrühe
etwas Kräutersalz
1 EL Zitronensaft
evtl. etwas gehacktes Koriandergrün

1 Den Rosenkohl waschen, putzen und halbieren. Die Zwiebeln schälen und fein würfeln. Das Rindfleisch waschen, trocken tupfen und in Streifen schneiden. Den Knoblauch schälen und durch die Presse drücken.

2 Das Fett in einer großen Pfanne erhitzen und die Fleischstreifen darin rundherum braun anbraten. Sie dann herausnehmen und salzen.

3 Die Zwiebeln und den Knoblauch ins Bratfett geben und darin glasig dünsten. Den Rosenkohl dazugeben und andünsten. Das Gemüse mit Kurkuma, Cayennepfeffer und Koriander würzen und die Brühe dazugießen. Alles einmal aufkochen lassen und den Rosenkohl in etwa 12 Minuten bissfest dünsten.

4 Nun das Fleisch dazugeben und alles mit Kräutersalz sowie Zitronensaft abschmecken. Das Gericht eventuell mit Koriandergrün bestreuen.

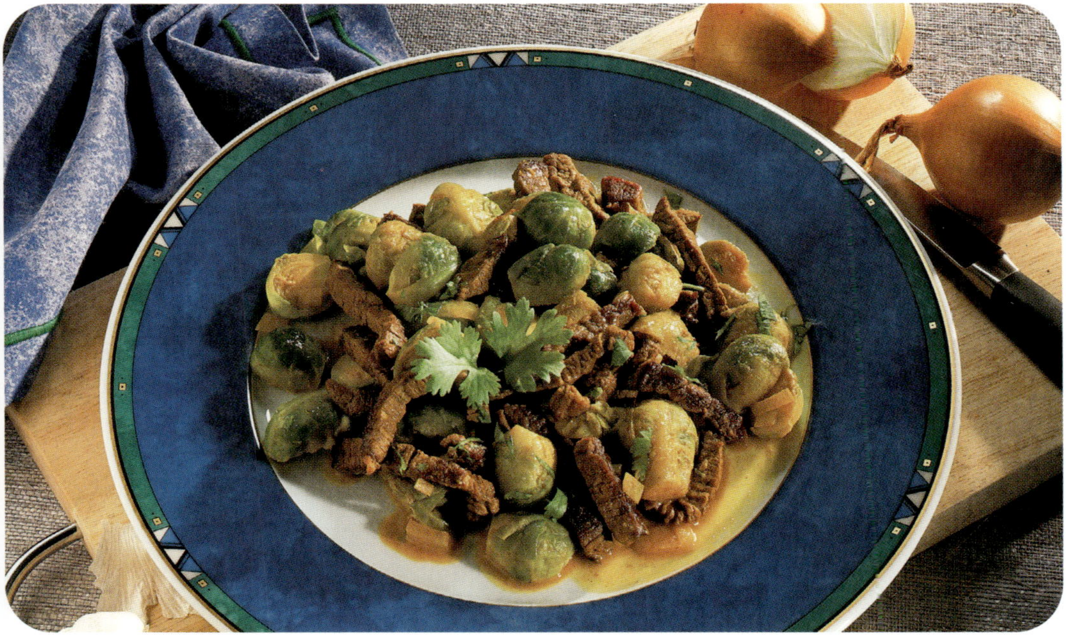

Mediterraner Lammfleischtopf

ca. 600 kcal je Portion

Zubereitungszeit: ca. 55 Minuten

Für 2 Personen

1 große Aubergine
1 große Zucchini
2 große Tomaten
300 g Lammgulaschfleisch (Keule)
2 EL kalt gepresstes Olivenöl
2 Knoblauchzehen
200 ml trockener französischer Rotwein
1 EL Kräuter der Provence
1/2 TL Kräutersalz
1/2 TL mittelscharfes Paprikapulver

1 Die Aubergine und die Zucchini waschen, putzen und in etwa 1 1/2 cm große Würfel schneiden. Die Tomaten über Kreuz einritzen, kurz überbrühen, abschrecken und enthäuten. Sie dann achteln und die Stielansätze herausschneiden.

2 Das Öl in einem Topf erhitzen und den Lammgulasch darin unter Rühren rundherum anbraten.Das Gemüse in den Topf geben und einige Minuten mitdünsten.

3 In der Zwischenzeit die Knoblauchzehen schälen und durch die Presse drücken.

4 Den Eintopf mit dem Rotwein ablöschen. Den Knoblauch, die Kräuter, das Kräutersalz und das Paprikapulver darunter rühren. Den Eintopf zugedeckt etwa 40 Minuten bei kleiner Hitze schmoren.

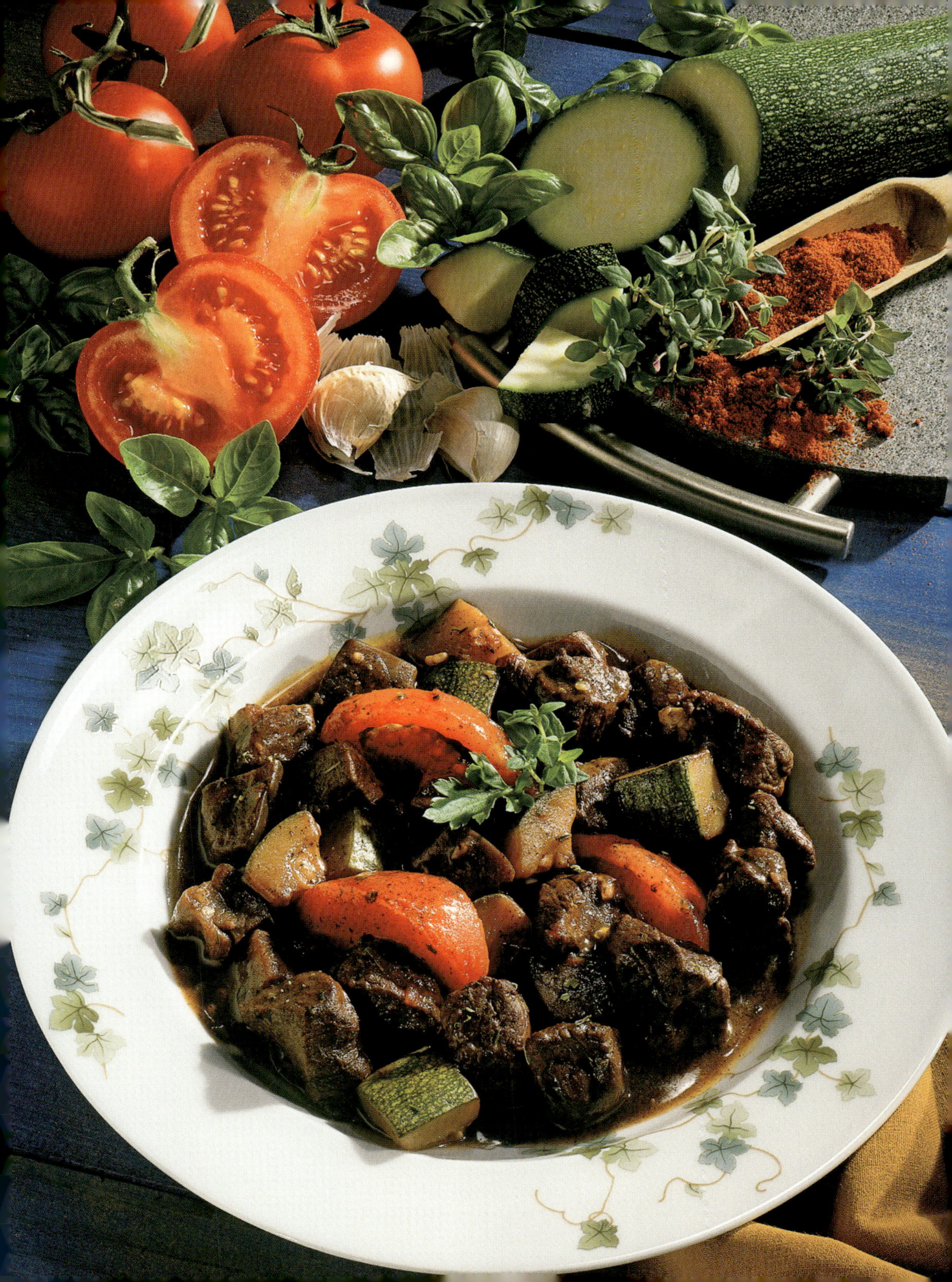

Gefüllte Zucchini aus dem Ofen

ca. 490 kcal je Portion

Zubereitungszeit: ca. 45 Minuten

Für 2 Personen

1/2 TL Meersalz
2 mittelgroße Zucchini (ca. 500 g)
1 Zwiebel
1 EL kalt gepresstes Olivenöl
200 g Lammhackfleisch
3 EL gehackte Petersilie
1 EL gehackter Kerbel
2 EL geriebener Parmesan
1 frisches Eigelb
1/2 TL Kräutersalz
etwas Butter für die Form
1 Tomate
3 EL Sahne • 1 Spritzer Tabasco

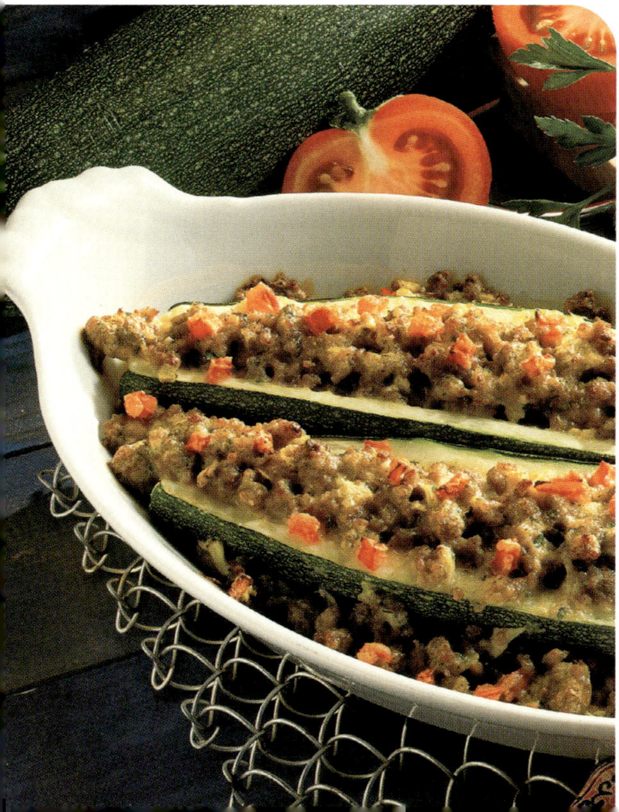

1 In einem weiten Topf ein wenig Salzwasser zum Kochen bringen.

2 Die Zucchini waschen, putzen und der Länge nach halbieren. Sie mit der Schnittfläche nach unten im Salzwasser etwa 5 Minuten bissfest dünsten.

3 Inzwischen die Zwiebel schälen und fein hacken. Das Öl in einer Pfanne erhitzen und die Zwiebelwürfel sowie Hackfleisch darin unter Rühren krümelig braun anbraten. Den Backofen auf 200 °C vorheizen.

4 Die Zucchinihälften aus dem Wasser nehmen und mit einem Teelöffel bis auf 1/2 cm breiten Rand aushöhlen. Das Fruchtfleisch klein schneiden.

5 Das Fruchtfleisch zusammen mit Hackfleisch, Petersilie, Kerbel, Parmesan, Eigelb und Kräutersalz mischen.

6 Eine flache Auflaufform (etwa 25 cm lang) dünn mit Butter ausfetten. Die Zucchinihälften nebeneinander hineinlegen. Die Hälften mit Hackfleischmischung füllen. Falls noch Füllung übrig ist, diese neben die Zucchinihälften geben.

7 Die Tomate über Kreuz einritzen, kurz überbrühen, abschrecken und enthäuten. Sie dann halbieren, entkernen und den Stielansatz herausschneiden. Das Fruchtfleisch in Würfel schneiden und diese auf der Füllung verteilen. Die Sahne mit dem Tabasco mischen und über die Tomaten geben. Alles im Backofen auf der mittleren Schiene etwa 20 Minuten backen.

Beilagentipp

Zu diesem Gericht schmeckt ein Tomatensalat mit einem Dressing aus Olivenöl, Kräutersalz und Basilikum sehr gut.

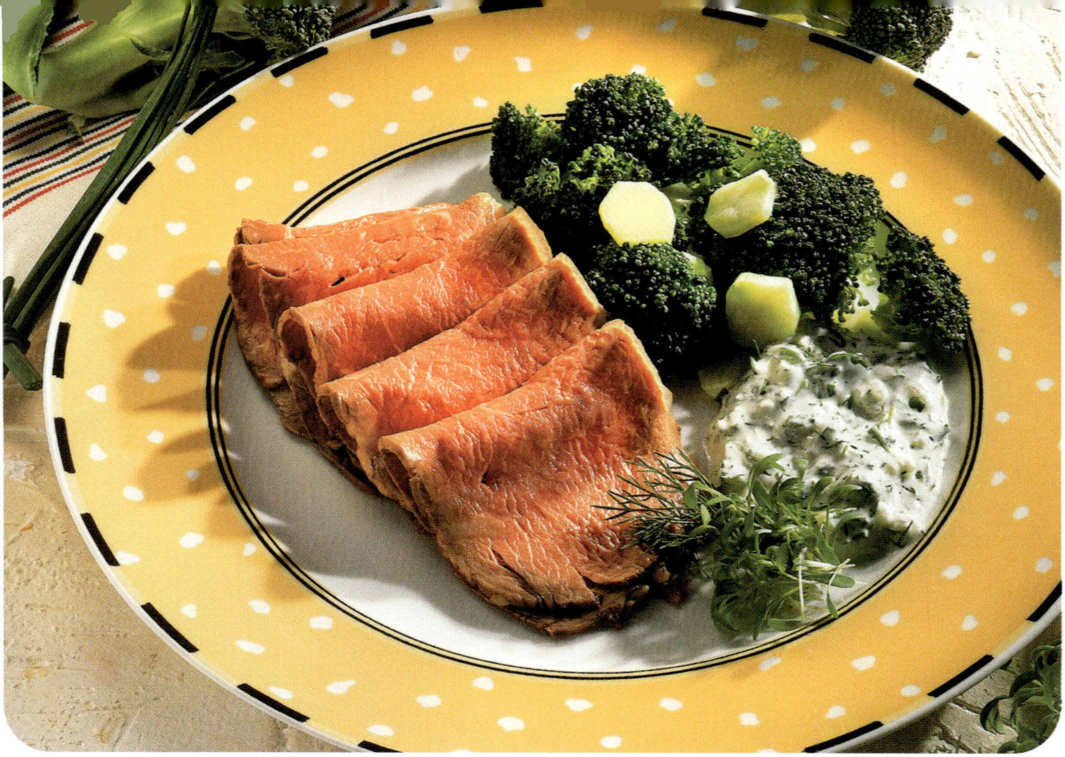

Roastbeef mit Brokkoli und grüner Sauce

ca. 560 kcal je Portion

Zubereitungszeit: ca. 20 Minuten

Für 2 Personen

500 g Brokkoli
1/2 TL Meersalz
200 g Joghurt (3,5 % Fett)
100 g saure Sahne
2 EL Zitronensaft
1 kleine Zwiebel
4 EL gemischte, gehackte Kräuter (z. B. Petersilie, Dill, Schnittlauch, Kerbel, Kresse, Borretsch, Sauerampfer, Estragon)
etwas Kräutersalz
200 g Roastbeef in Scheiben

1 Den Brokkoli waschen, putzen und die Röschen abschneiden. Die Stiele schälen und in dünne Scheiben schneiden. Den Brokkoli in etwas leicht gesalzenem Wasser in etwa 5 Minuten bissfest dünsten und anschließend abkühlen lassen.

2 Inzwischen für die Sauce den Joghurt mit der sauren Sahne, dem Öl und dem Zitronensaft verrühren. Die Zwiebel schälen und fein würfeln. Die Kräuter und die Zwiebelwürfel unter die Sauce rühren und sie mit etwas Salz abschmecken.

3 Brokkoli, Fleisch und die Sauce anrichten und servieren.

Minifrikadellen mit Kohlrabi-Tomaten-Salat

ca. 730 kcal je Portion

Zubereitungszeit: ca. 25 Minuten

Für 2 Personen

Für die Frikadellen

10 entsteinte grüne Oliven
300 g Rinderhackfleisch
1 frisches Eigelb
2 EL geriebener Parmesan
2 EL Sonnenblumenkerne
1/2 TL gehackter Thymian
1 EL gehackter Estragon
etwas Meersalz
2 TL ungehärtetes Kokosfett

Für den Salat

1 Kohlrabiknolle
3 Flaschentomaten
1 EL Zitronensaft
1/2 TL Kräutersalz
3 EL Sonnenblumenöl
1 EL Schnittlauchröllchen

1 Für die Frikadellen die Oliven fein hacken Das Hackfleisch mit Eigelb, Oliven, Parmesan, Sonnenblumenkernen, Thymian, Estragon und Salz verkneten.

2 Den Hackfleischteig zu kleinen Bällchen formen. Das Kokosfett in einer Pfanne erhitzen und die Frikadellen darin in etwa 10 Minuten rundherum braun braten.

3 Für den Salat den Kohlrabi schälen, vierteln und in dünne Scheiben schneiden. Die Tomaten waschen, halbieren, entkernen und die Stielansätze herausschneiden. Das Fruchtfleisch in Würfel schneiden. Kohlrabischeiben und Tomatenwürfel mischen.

4 Den Zitronensaft mit dem Kräutersalz verrühren und das Öl darunter schlagen. Dann den Schnittlauch dazugeben. Die Sauce über den Salat geben und diesen zu den Hackfleischbällchen essen.

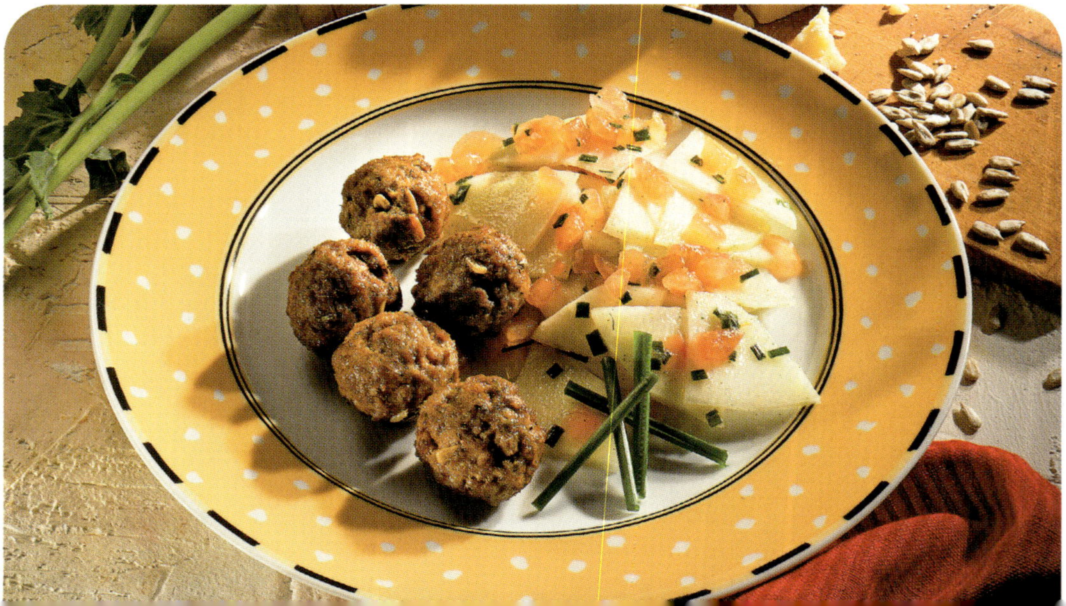

Gefüllte Putenschnitzel mit Champignon-Kresse-Salat

ca. 440 kcal je Portion

Zubereitungszeit: ca. 30 Minuten

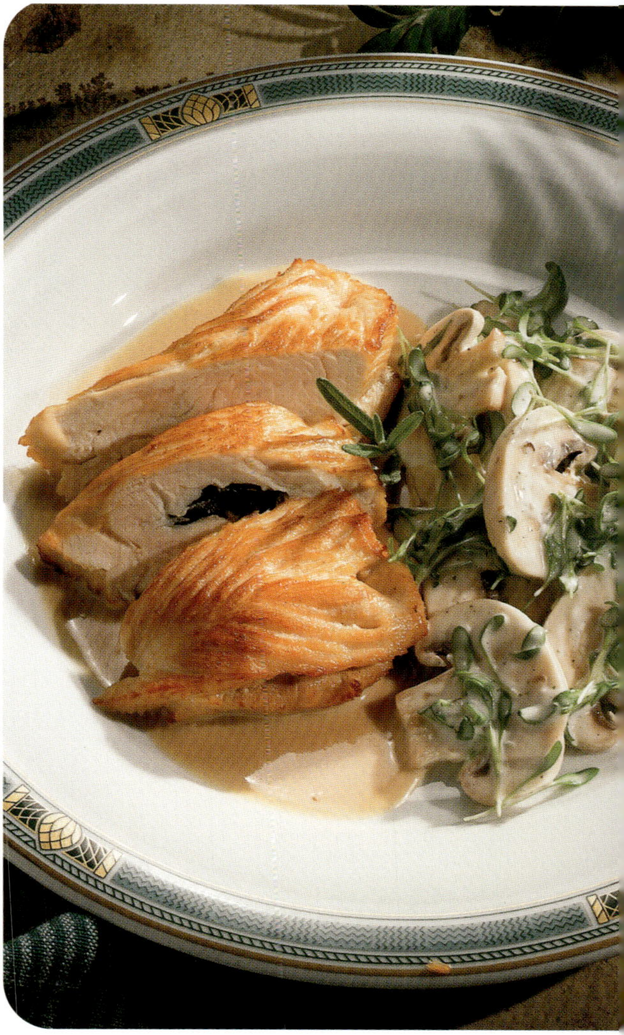

Für 2 Personen

Für die Schnitzel

10 schwarze Oliven
1 TL gehackter Rosmarin
2 dünne Putenschnitzel (ca. 300 g)
1 EL kalt gepresstes Olivenöl
1 EL Sahne
2 EL Wasser

Für den Salat

300 g Champignons
½ Kästchen Kresse
2 EL Zitronensaft
1 EL Wasser
etwas Kräutersalz
2 EL kalt gepresstes Distelöl

1 Die Oliven waschen, entsteinen und fein hacken. Mit dem Rosmarin mischen. Die Schnitzel waschen und trocken tupfen. Die gehackten Oliven auf die Schnitzel geben und diese zusammenklappen. Die Schnitzel mit Holzspießchen zusammenstecken.

2 Das Öl in einer Pfanne erhitzen und die Schnitzel auf beiden Seiten darin braun anbraten. Sie dann zugedeckt bei kleiner Hitze etwa 15 Minuten weiter braten.

3 Inzwischen die Champignons waschen, putzen und in sehr dünne Scheiben schneiden. Die Kresse abschneiden, waschen und trocken tupfen. Den Zitronensaft mit 1 Esslöffel Wasser und dem Kräutersalz verrühren und das Öl darunter schlagen. Die Champignons mit der Sauce und der Kresse mischen.

4 Die Schnitzel aus der Pfanne nehmen und die Sahne sowie 2 Esslöffel Wasser in den Bratfond einrühren. Die Sauce einmal aufkochen lassen. Die Schnitzel zusammen mit der Sauce und dem Salat servieren.

Coq au Riesling

ca. 370 kcal je Portion

Zubereitungszeit: ca. 50 Minuten

Für 2 Personen

2 Hähnchenschenkel
2 große Möhren
150 g kleine Champignons
1 Stange Lauch
1 Zwiebel
2 Knoblauchzehen
2 EL kalt gepresstes Olivenöl
200 ml Riesling
100 ml vegetarische Gemüsebrühe (aus Instantpulver zubereitet)
1 EL gehackter Rosmarin
abgeriebene Schale von ½ unbehandelten Zitrone
½ TL Kräutersalz

1 Die Hähnchenschenkel waschen, trocken tupfen und am Gelenk durchschneiden. Die Möhren, die Champignons und den Lauch waschen und putzen.

2 Die Möhren schaben und in dünne Scheiben schneiden. Die Champignons halbieren. Den Lauch in dünne Ringe schneiden. Die Zwiebel schälen und achteln. Den Knoblauch schälen und durch die Presse drücken.

3 Das Öl in einem Topf erhitzen und die Hähnchenteile darin von allen Seite braun anbraten.

4 Den Wein und die Brühe angießen und das vorbereitete Gemüse, die Champignons, den Knoblauch, Rosmarin, Zitronenschale und Kräutersalz dazugeben. Alles einmal aufkochen lassen und zugedeckt bei kleiner Hitze ungefähr 30 Minuten schmoren.

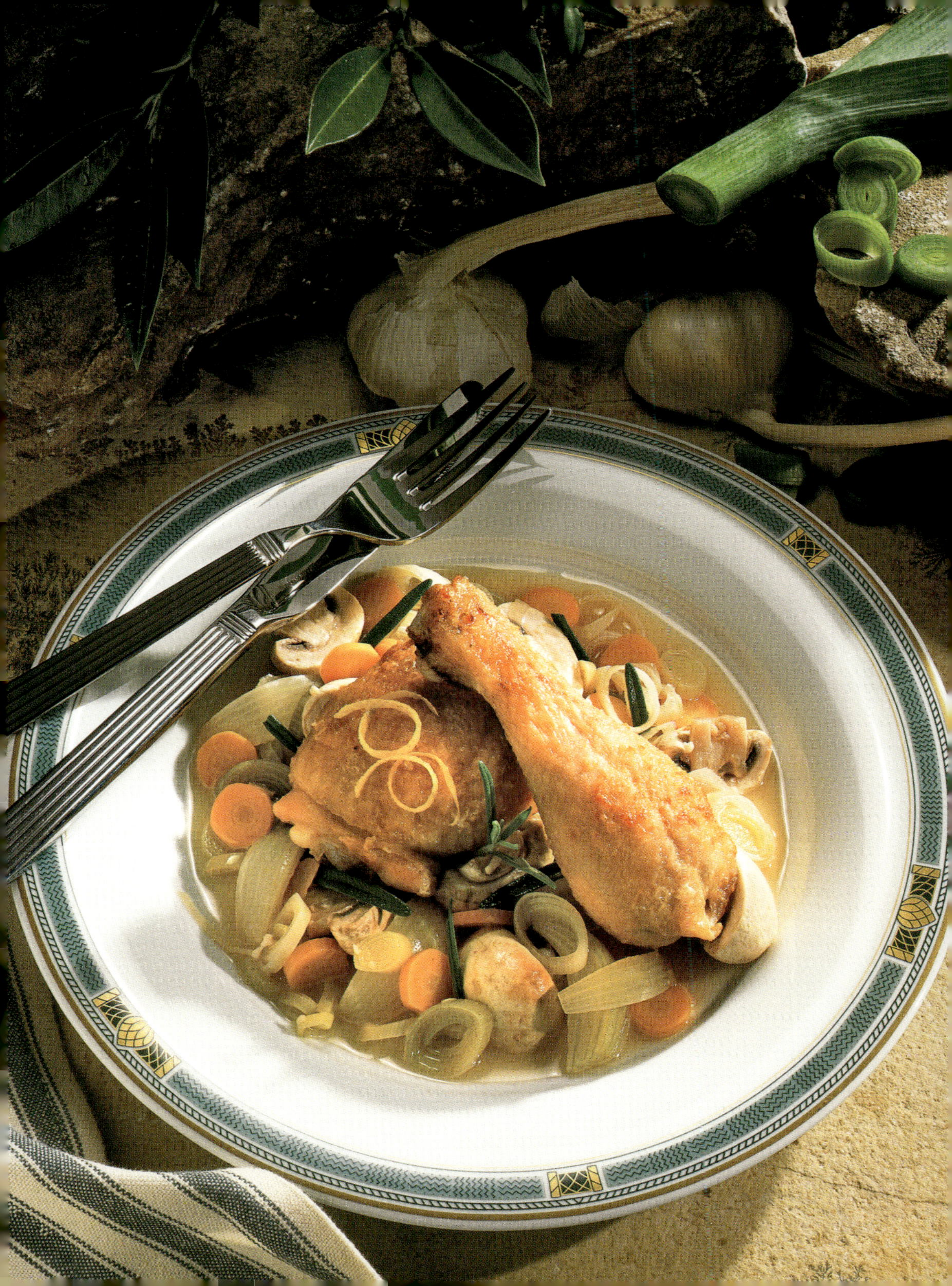

Entenbrust mit Zwiebel-Apfel-Sauce

ca. 580 kcal je Portion

Zubereitungszeit: ca. 1 Stunde

Für 2 Personen

Für den Rotkohl

500 g Rotkohl • 1 saurer Apfel
1 Zwiebel • 1 Lorbeerblatt
3 Nelken • ca. 4 EL Zitronensaft
½ TL Meersalz

Für das Entenbrustfilet

1 großes Entenbrustfilet mit Haut (ca. 400 g)
2 saure Äpfel
1 Bund Frühlingszwiebeln
50 ml trockener Rotwein
etwas Meersalz

1 Den Rotkohl waschen, putzen, achteln, den Strunk herausschneiden und den Kohl in Streifen hobeln oder schneiden. Den Apfel waschen, vierteln und das Kerngehäuse herausschneiden. Die Viertel in Scheiben schneiden. Die Zwiebel schälen, vierteln und in Scheiben schneiden.
2 Den Rotkohl zusammen mit dem Apfel, der Zwiebel, etwas Wasser, dem Lorbeerblatt, den Nelken, 2 Esslöffeln Zitronensaft und Salz zum Kochen bringen. Ihn dann bei kleiner Flamme in etwa 35 Minuten gar kochen.
3 Inzwischen die Haut des Entenbrustfilets mit einem scharfen Messer rautenförmig einschneiden. Es mit der Hautseite nach unten in einer Pfanne braun anbraten. Dann die Pfanne mit einem Deckel schließen und das Filet bei reduzierter Hitze etwa 25 Minuten braten. Es zwischendurch mehrmals wenden.
4 In der Zwischenzeit für die Sauce die Äpfel schälen, vierteln und die Kerngehäuse herausschneiden. Die Viertel in Scheiben schneiden. Die Frühlingszwiebeln waschen, putzen und in Ringe schneiden.
5 Das fertig gegarte Fleisch salzen, in Alufolie einwickeln und 5 Minuten ruhen lassen. Das ausgebratene Fett bis auf 1 Esslöffel abgießen und wegwerfen.
6 Die Zwiebelringe in dem Bratfett andünsten. Nach etwa 1 Minute die Apfelscheiben, den Rotwein und etwas Salz dazugeben. Alles zusammen einige Minuten köcheln, bis die Zwiebeln weich sind.
7 Den Rotkohl mit Zitronensaft und Salz abschmecken. Das Entenbrustfilet in Scheiben schneiden, in 2 Portionen teilen und mit der Sauce anrichten. Den Rotkohl dazu servieren.

Hähnchenbrustfilet mit fruchtiger Currysauce

ca. 290 kcal je Portion

Zubereitungszeit: ca. 30 Minuten

Für 2 Personen

2 Hähnchenbrustfilets (ca. 300 g)
1 EL ungehärtetes Kokosfett
 (aus dem Reformhaus)
½ Mango
2 Scheiben frische Ananas
etwas Meersalz
50 ml vegetarische Gemüsebrühe
 (aus Instantpulver zubereitet)
50 ml Sahne
½ TL mildes Currypulver
1 Zweig Koriandergrün oder glatte Petersilie

1 Die Hähnchenbrustfilets waschen und trocken tupfen. Das Kokosfett in einer beschichteten Pfanne erhitzen und das Fleisch darin auf beiden Seiten goldbraun anbraten. Dann das Fleisch bei reduzierter Hitze 10 bis 15 Minuten (je nach Dicke) durchbraten. Zwischendurch wenden.

2 Inzwischen den Backofen auf 50 °C vorheizen. Die Mango schälen, das Fruchtfleisch vom Stein abschneiden und in kleine Spalten schneiden. Die Ananasscheiben schälen und die mittleren Strünke herausschneiden. Die Scheiben in mundgerechte Stücke zerteilen.

3 Das fertig gegarte Fleisch aus der Pfanne nehmen, leicht salzen und im Backofen zugedeckt warm stellen. Die vorbereiteten Mango- und Ananasstücke in das Bratfett geben und rundherum andünsten. Dann das Obst ebenfalls warm stellen.

4 Den Bratensatz unter Rühren mit der Brühe und der Sahne ablöschen und mit Currypulver würzen. Fleisch und Obst in die Sauce geben und zugedeckt etwa 1 Minute darin ziehen lassen.

Beilagentipp

Dazu passt gedünsteter Brokkoli sehr gut.

Aus 1 mach 2

Braten Sie 1 Hähnchenfilet mehr. Verwenden Sie es für den Salat mit Hähnchen und Avocado (siehe Seite 81).

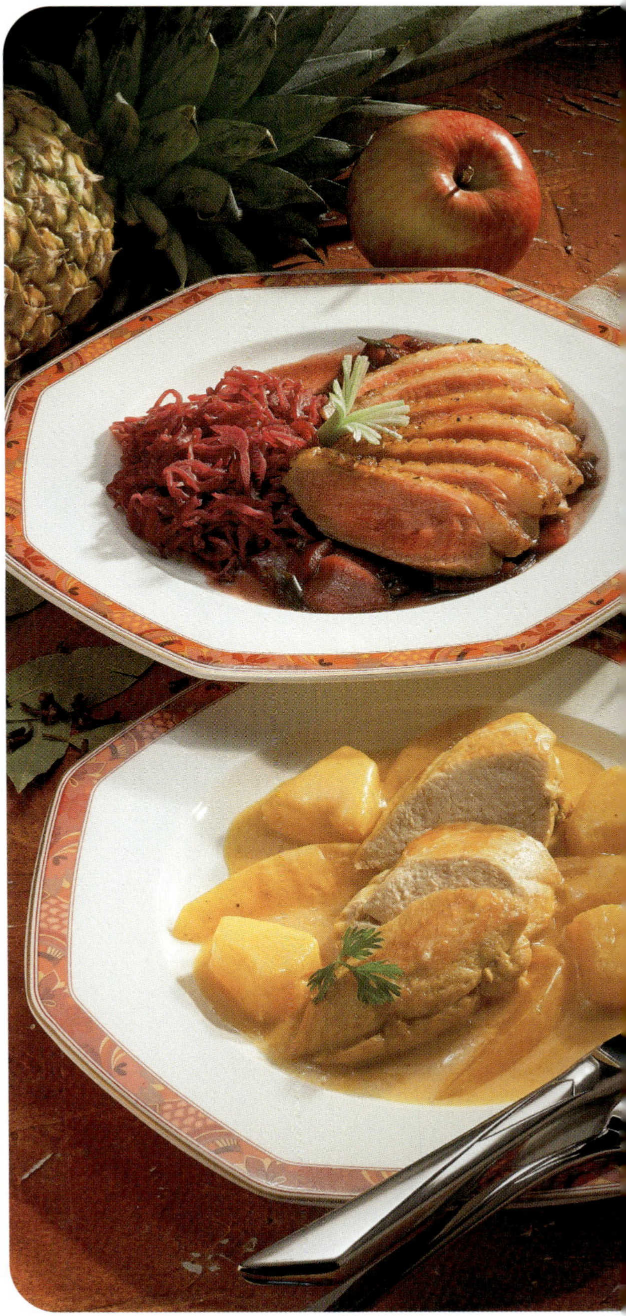

Estragonforelle mit Gemüse

ca. 240 kcal je Portion

Zubereitungszeit: ca. 35 Minuten

Für 2 Personen

2 kleine küchenfertige Forellen
½ TL Kräutersalz
2 Frühlingszwiebeln
2 EL gehackte Estragonblättchen
Öl zum Fetten der Folie
1 große Möhre
1 mittelgroße Zucchini
1 Kohlrabi • ¼ TL Meersalz
4 EL Sahne
1 Messlöffel pflanzliches Bindemittel (z. B. Bindobin aus dem Reformhaus)
etwas Kräutersalz

1 Den Backofen auf 200 °C vorheizen. Die Forellen abwaschen und abwaschen und trocken tupfen. Sie innen und außen mit dem Kräutersalz würzen. Die Frühlingszwiebeln waschen, putzen und fein hacken. Sie mit 1 Esslöffel Estragon mischen und die Forellen damit füllen.

2 Zwei große Stücke Alufolie dünn einölen und die Forellen darauf legen. Die Folie fest verschließen.

3 Die Forellen im Backofen auf der mittleren Schiene etwa 20 Minuten garen.

4 Inzwischen das Gemüse waschen und putzen und in feine Streifen schneiden. In etwas leicht gesalzenem Wasser in 3 bis 4 Minuten bissfest dünsten.

5 Den restlichen Estragon zusammen mit der Sahne zum Gemüse geben. Die Sauce mit dem Bindemittel binden und mit Kräutersalz abschmecken.

6 Die Forellen aus der Folie nehmen und mit dem Gemüse und der Sauce servieren.

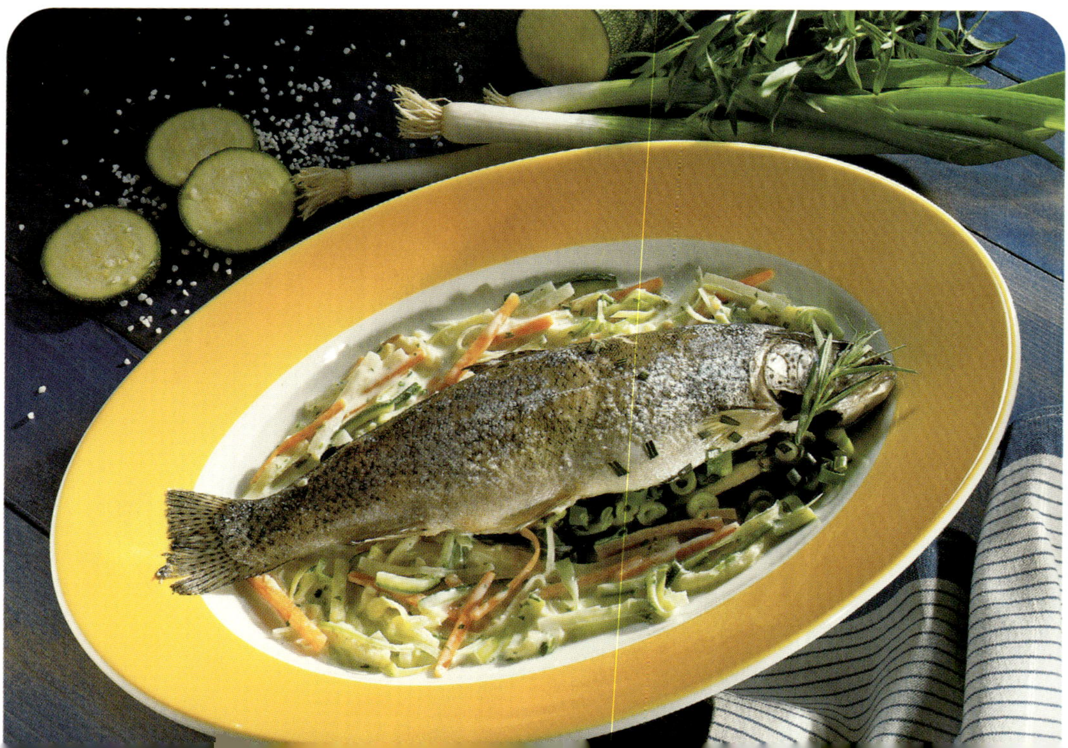

Lachskotelett mit Sellerie-Schnittlauch-Gemüse

ca. 460 kcal je Portion

Zubereitungszeit: ca. 25 Minuten

Für 2 Personen

1 kleiner Staudensellerie (ca. 500 g)
2 Lachskoteletts
1 EL Zitronensaft
etwas Meersalz
1 Bund Schnittlauch
1 EL Butter
50 ml Sahne
$^1/_2$ TL Kräutersalz

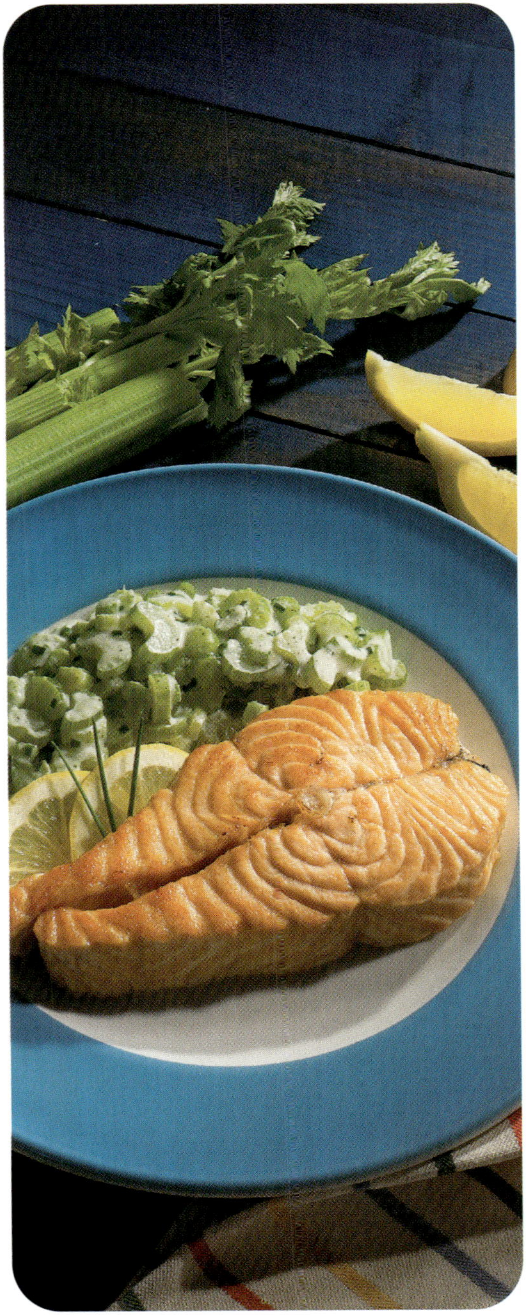

1 Den Staudensellerie waschen, putzen und in dünne Scheiben schneiden. Die Lachskoteletts abwaschen, trocken tupfen, mit Zitronensaft beträufeln und leicht salzen. Den Schnittlauch waschen und in Röllchen schneiden.
2 Die Butter in einer beschichteten Pfanne zerlassen und den Fisch darin bei mittlerer Hitze 12 bis 15 Minuten unter Wenden braten. Gleichzeitig den Sellerie in sehr wenig Wasser in etwa 10 Minuten bissfest dünsten.
3 Das Selleriewasser abgießen. Die Sahne zum Gemüse geben und darunter rühren. Den Schnittlauch hinzufügen und das Ganze mit Kräutersalz würzen. Den Fisch zusammen mit dem Gemüse servieren.

Rotbarschfilet im Tomatenbett

ca. 380 kcal je Portion

Zubereitungszeit: ca. 35 Minuten

Für 2 Personen
300 g Rotbarschfilet
2 EL Zitronensaft
1 Bund Dill
500 g Tomaten
½ TL Kräutersalz
½ TL geriebene Muskatnuss
50 g geriebener, mittelalter Gouda (45 % Fett i. Tr.)
2 EL gemahlene Mandeln

1 Den Backofen auf 225 °C vorheizen. Das Rotbarschfilet waschen, trocken tupfen, eventuell durchschneiden und mit Zitronensaft beträufeln.
2 Den Dill waschen, trocken schütteln, von den Stielen zupfen und fein schneiden. Die Tomaten über Kreuz einritzen, kurz überbrühen, abschrecken und enthäuten. Sie dann halbieren, entkernen und die Stielansätze herausschneiden. Das Fruchtfleisch in kleine Würfel schneiden.
3 Die Tomatenwürfel in eine flache Auflaufform (20 cm Durchmesser) füllen. Sie mit der Hälfte des Dills sowie mit etwas Kräutersalz und Muskat bestreuen.
4 Das Fischfilet ebenfalls mit Kräutersalz und Muskat würzen. Es auf die Tomaten legen und mit dem restlichen Dill bestreuen. Den Käse mit den Mandeln mischen und darauf verteilen.
5 Alles im Backofen etwa 20 Minuten auf der mittleren Schiene backen, bis das Fischfilet gut durchgegart ist.

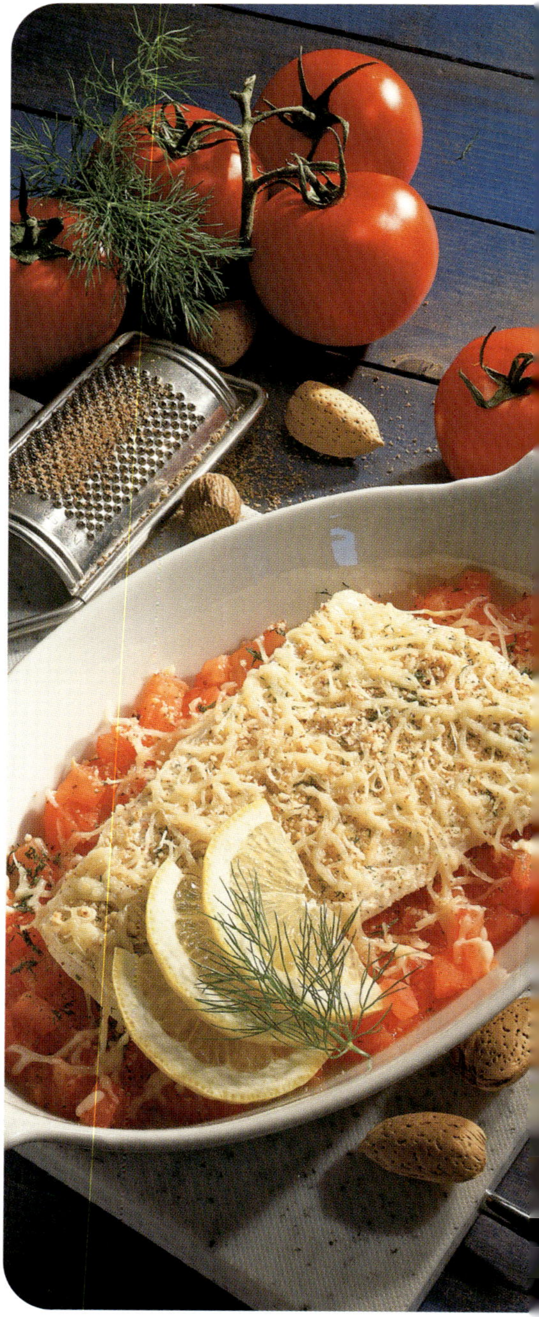

Fischgratin mit Spinat

ca. 530 kcal/2220 kJ

Zubereitungszeit: ca. 1 Stunde 15 Minuten

Zutaten für 2 Personen

600 g Blattspinat
1 Zwiebel
1 EL Sonnenblumenöl
1 EL vegetarische Gemüsebrühe (Instantpulver)
4 EL Sahne
1–2 Knoblauchzehen
400 g Lachsforellenfilets
2–3 EL Zitronensaft
1 TL Meersalz
100 g Butterkäse

1 Den Spinat waschen, kurz in kochendem Wasser blanchieren, abtropfen lassen und klein schneiden. Das Blanchierwasser aufbewahren.

2 Die Zwiebel schälen und fein würfeln. Das Öl in einer Pfanne nicht zu stark erhitzen und die Zwiebel darin glasig dünsten. Den Spinat hinzufügen, mit der Brühe würzen und die Sahne und 80 ml des Blanchierwassers zugeben. Den Knoblauch hineinpressen.

3 Den Backofen auf 200 °C vorheizen. Die Fischfilets mit Zitronensaft beträufeln und leicht salzen.

4 Die Hälfte des Spinats in eine Auflaufform geben, die Filets darauflegen und mit dem restlichen Spinat bedecken.

5 Den Käse in dünne Scheiben schneiden und auf den Spinat legen und das Gericht 20 bis 25 Minuten backen.

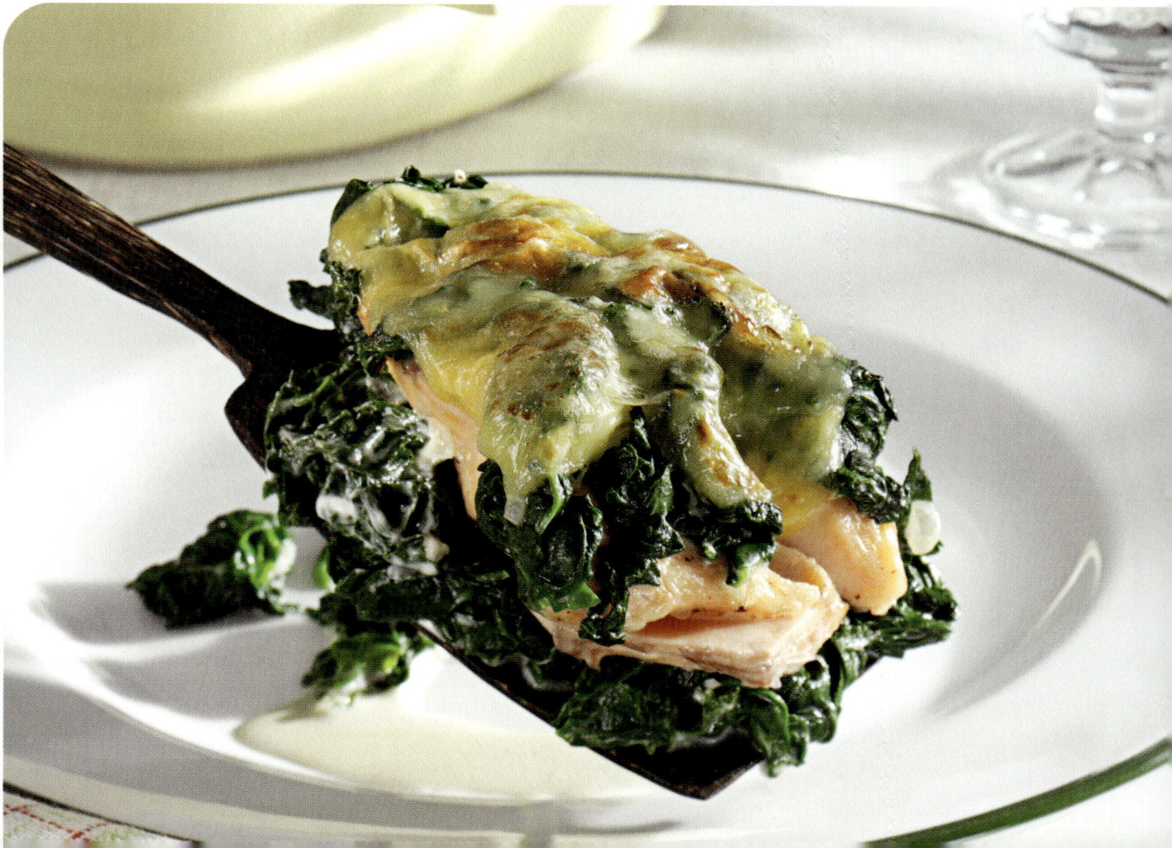

Desserts

Kokosnuss-Joghurt

ca. 460 kcal pro Portion

Zubereitungszeit: ca. 10 Minuten

Für 2 Personen
4 EL Kokosflocken
300 g Sahnejoghurt
3 EL Ahornsirup
einige Minzeblättchen

1 Die Kokosflocken in einer Pfanne ohne Fett kurz rösten. Anschließend mit dem Sahnejoghurt in einer Schüssel vermischen.
2 Mit dem Ahornsirup (oder nach Geschmack auch mit Honig) süßen und auf 2 Schälchen verteilen.
3 Den Kokosnuss-Joghurt mit den Minzeblättchen garnieren und gekühlt servieren.

Tipp Zum Süßen eignen sich auch kleine Stückchen einer reifen Banane. Einfach in den Joghurt rühren.

Apfelkompott

ca. 210 kcal pro Portion

Zubereitungszeit: ca. 30 Minuten

Für 2 Personen
4–5 mürbe Äpfel
(z. B. Elstar oder Red Delicious)
100 ml Wasser
1/2 TL gemahlener Zimt
2 EL Honig oder Apfeldicksaft

1 Die Äpfel vierteln, schälen und dann das Kerngehäuse entfernen.
2 Die Apfelstücke in einen Topf geben, das Wasser, den Zimt und den Honig hinzufügen und alles zugedeckt etwa 10 Minuten köcheln lassen.
3 Die Apfelstücke mit dem Schneebesen oder dem elektrischen Schneidstab pürieren.
4 Das Kompott vor dem Servieren erkalten lassen.

Tipp Man kann auch ein paar Rosinen zum Kompott geben.

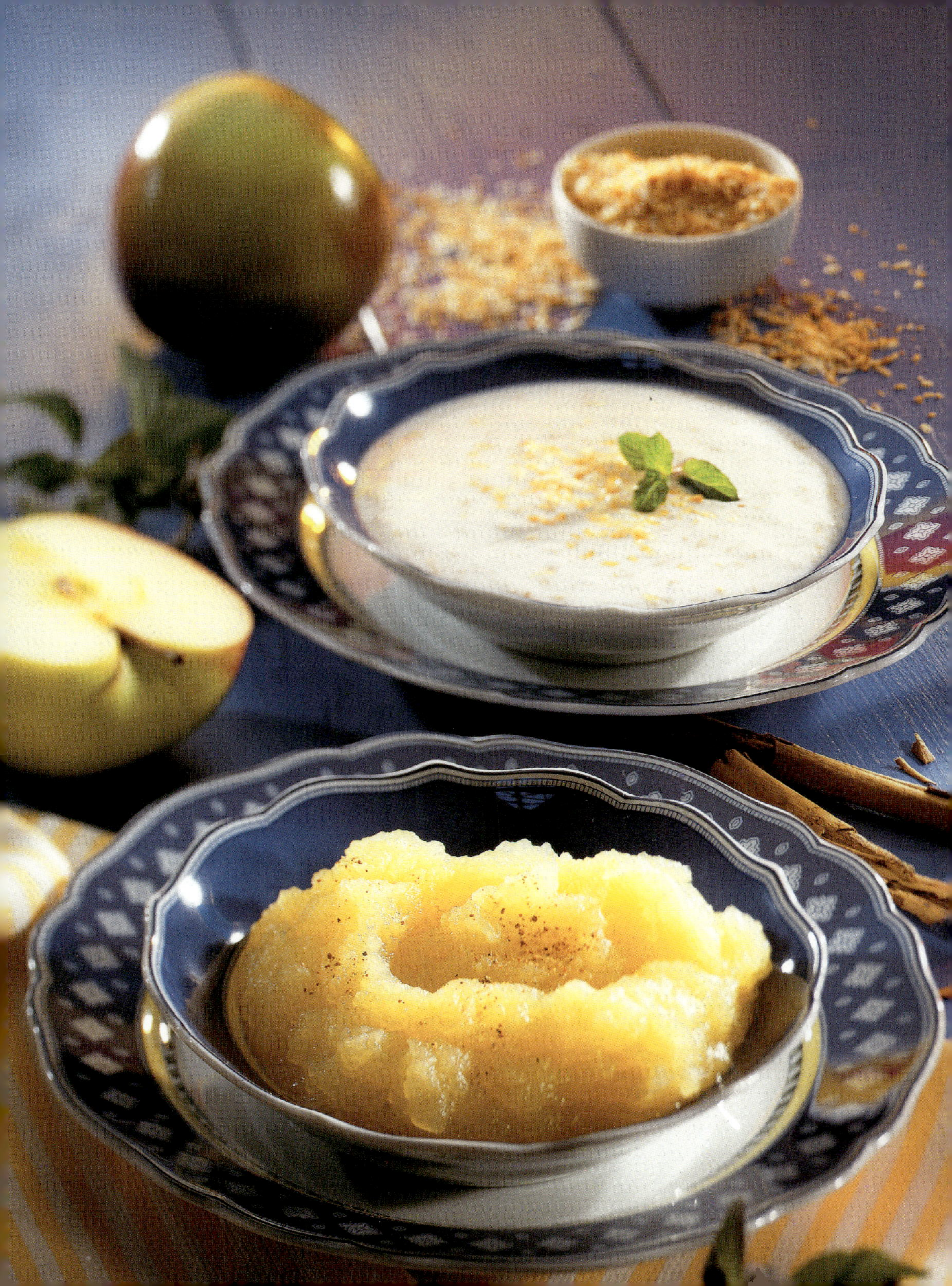

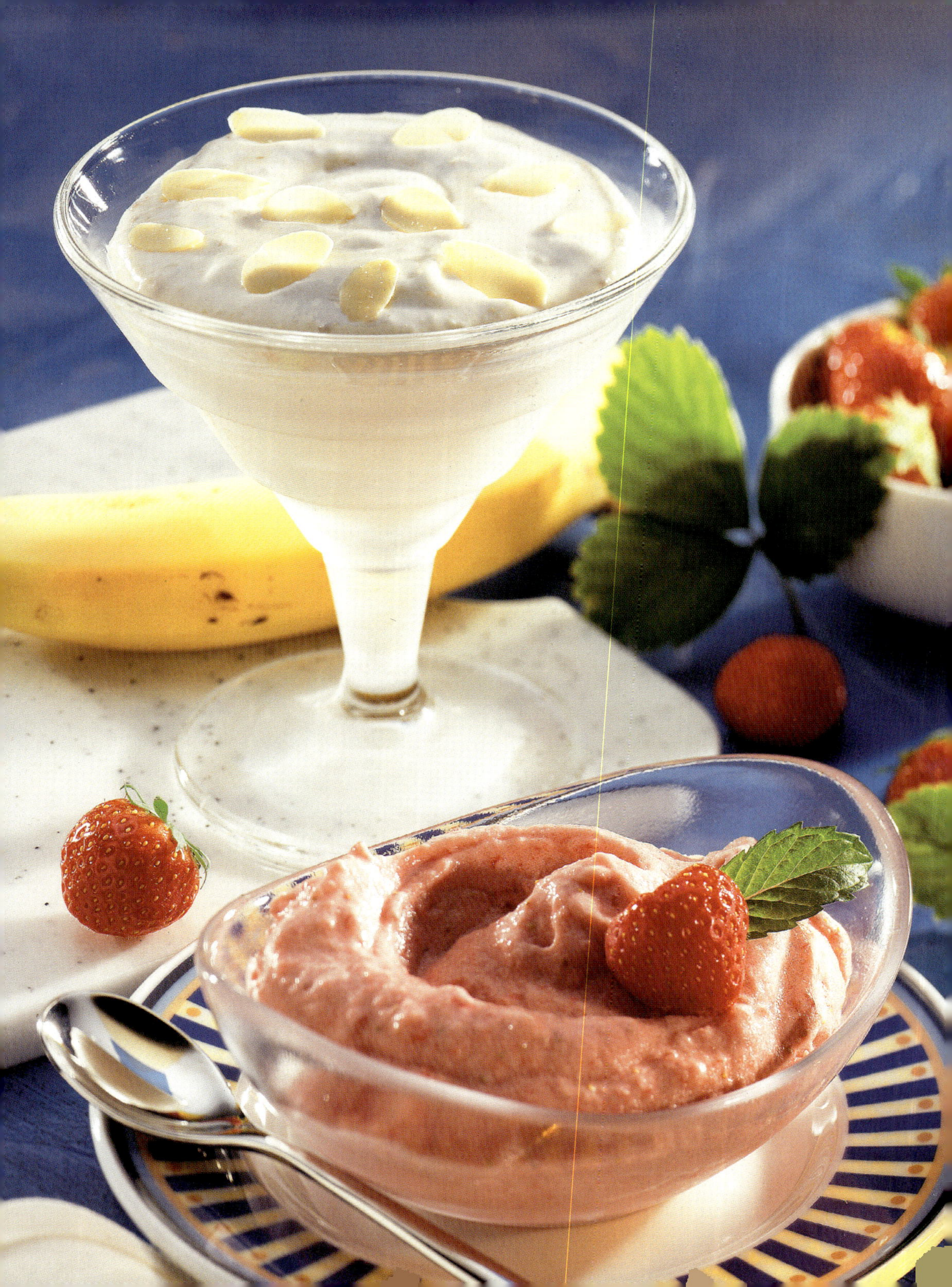

Geeiste Bananencreme

ca. 360 kcal pro Portion

Zubereitungszeit: ca. 10 Minuten
Gefrierzeit: ca. 8 Stunden

Für 2 Personen

2 vollreife Bananen
1 EL Rapshonig
50 g saure Sahne
50 g Crème fraîche
3 EL Ahornsirup
2 TL Mandelblättchen

1 Die Bananen schälen und für 8 Stunden ins Gefrierfach legen.
2 Anschließend leicht antauen lassen und zusammen mit dem Honig, der sauren Sahne und der Crème fraîche im Mixer pürieren.
3 Die geeiste Bananencreme in 2 Dessertgläser füllen und mit Ahornsirup beträufeln und Mandelblättchen garnieren.

Tipp Diese köstliche Bananencreme kann man auch mit gehackten Pistazien bestreuen.

Gefrostete Sahneerdbeeren

ca. 250 kcal pro Portion

Zubereitungszeit: ca. 15 Minuten
Gefrierzeit: ca. 6 Stunden

Für 2 Personen

400 g frische Erdbeeren
1–2 EL Obstdicksaft (Reformhaus)
100 ml Sahne
4 Minzeblättchen

1 Die Erdbeeren waschen, putzen und im Froster etwa 6 Stunden gefrieren lassen. Einige schöne Früchte für die Garnitur beiseite legen.
2 Danach die Früchte leicht antauen lassen und mit dem Obstdicksaft süßen. Alles mit dem Schneidstab pürieren. Die Sahne steif schlagen und unter das Fruchtmus heben.
3 Die gefrosteten Sahneerdbeeren in 2 kleine Schalen füllen und mit den restlichen Erdbeeren sowie den Minzeblättchen garnieren.

Tipp Mit Heidelbeeren anstelle der Erdbeeren zählt dieses Dessert zur neutralen Gruppe.

Ananasdessert

ca. 270 kcal pro Portion

Zubereitungszeit: ca. 10 Minuten

Für 2 Personen

½ frische Ananas
1–2 EL Kokosflocken
1 EL Butter
2 EL Sahne

1 Die Ananas auf das abgeschnittene Strunkende stellen und gut festhalten. Mit einem langen Messer die schuppige Schale von oben nach unten in Streifen abschneiden. Die Frucht möglichst dick abschälen, damit auch die „Augen" entfernt werden.
2 Das Fruchtfleisch in rechteckige Spalten schneiden. Diese in den Kokosflocken wenden und in der heißen Butter 2 bis 3 Minuten braten.
3 Die Ananasspalten auf 2 Tellern anrichten und zum Schluss mit jeweils 1 gehäuften Esslöffel geschlagener Sahne garnieren.

Früchtetraum mit Beeren

ca. 650 kcal pro Portion

Zubereitungszeit: ca. 15 Minuten
Kühlzeit: ca. 1 Stunde

Für 2 Personen

250 g Beeren der Saison
(z. B. Brombeeren, Heidelbeeren, Himbeeren)
2 TL flüssiger Honig
2 EL Himbeergeist oder Wodka
200 g Vollmichjoghurt
100 g Mascarpone (italienischer Frischkäse)
100 g Sahne
2 EL gehackte Pistazien

1 Die Beeren verlesen, waschen, mit einer Gabel grob zerdrücken und mit dem Honig leicht süßen. Nach Belieben mit dem Himbeergeist beträufeln.
2 Den Joghurt mit dem Mascarpone cremig rühren. Die Sahne steif schlagen und vorsichtig unterheben.
3 Die Früchte und die Mascarponecreme schichtweise in 2 Dessertgläser füllen und etwa 1 Stunde kalt stellen. Vor dem Servieren mit den Pistazien verzieren.

Tipp Der Früchtetraum schmeckt auch ohne Alkohol sehr lecker.

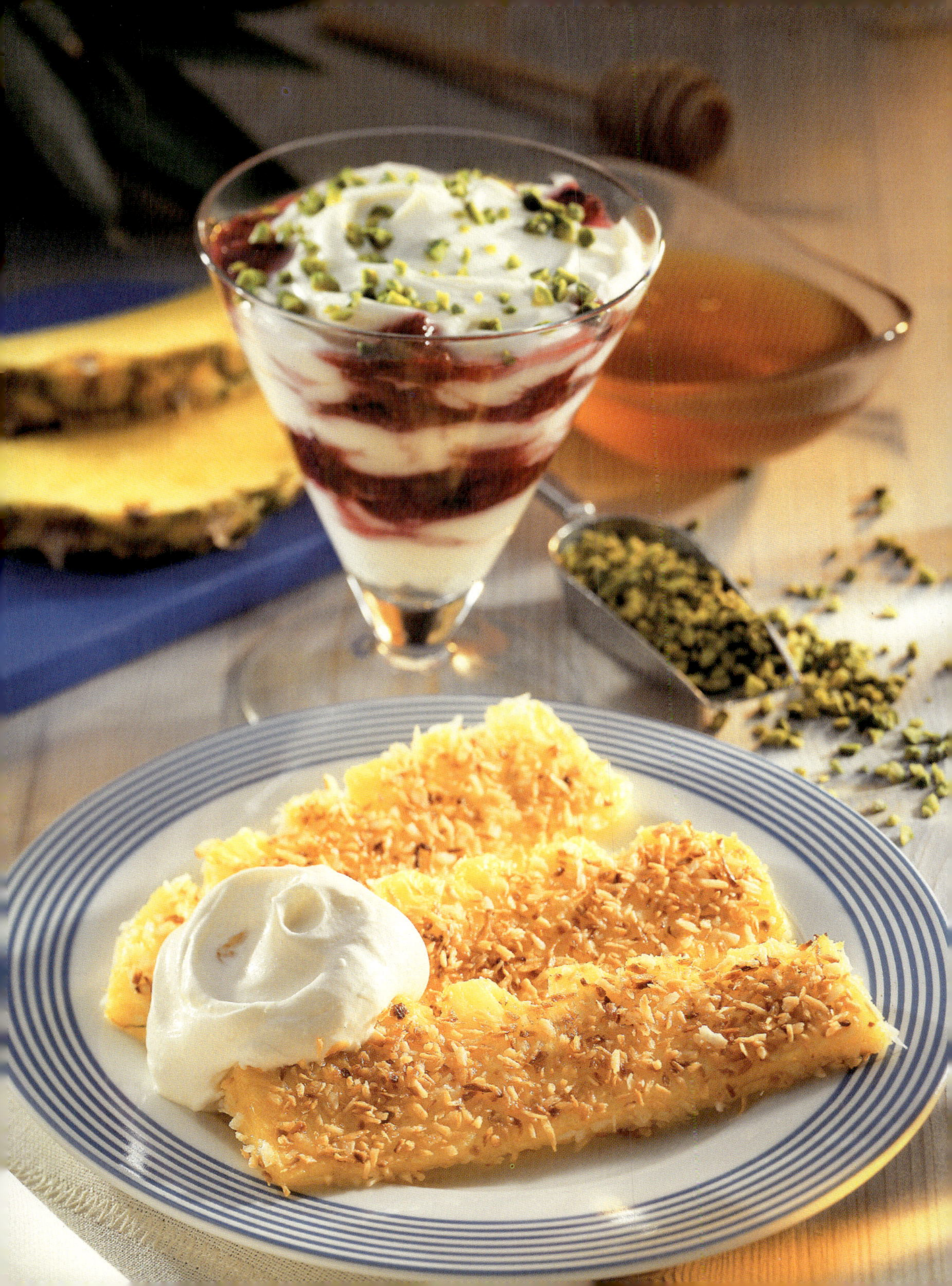

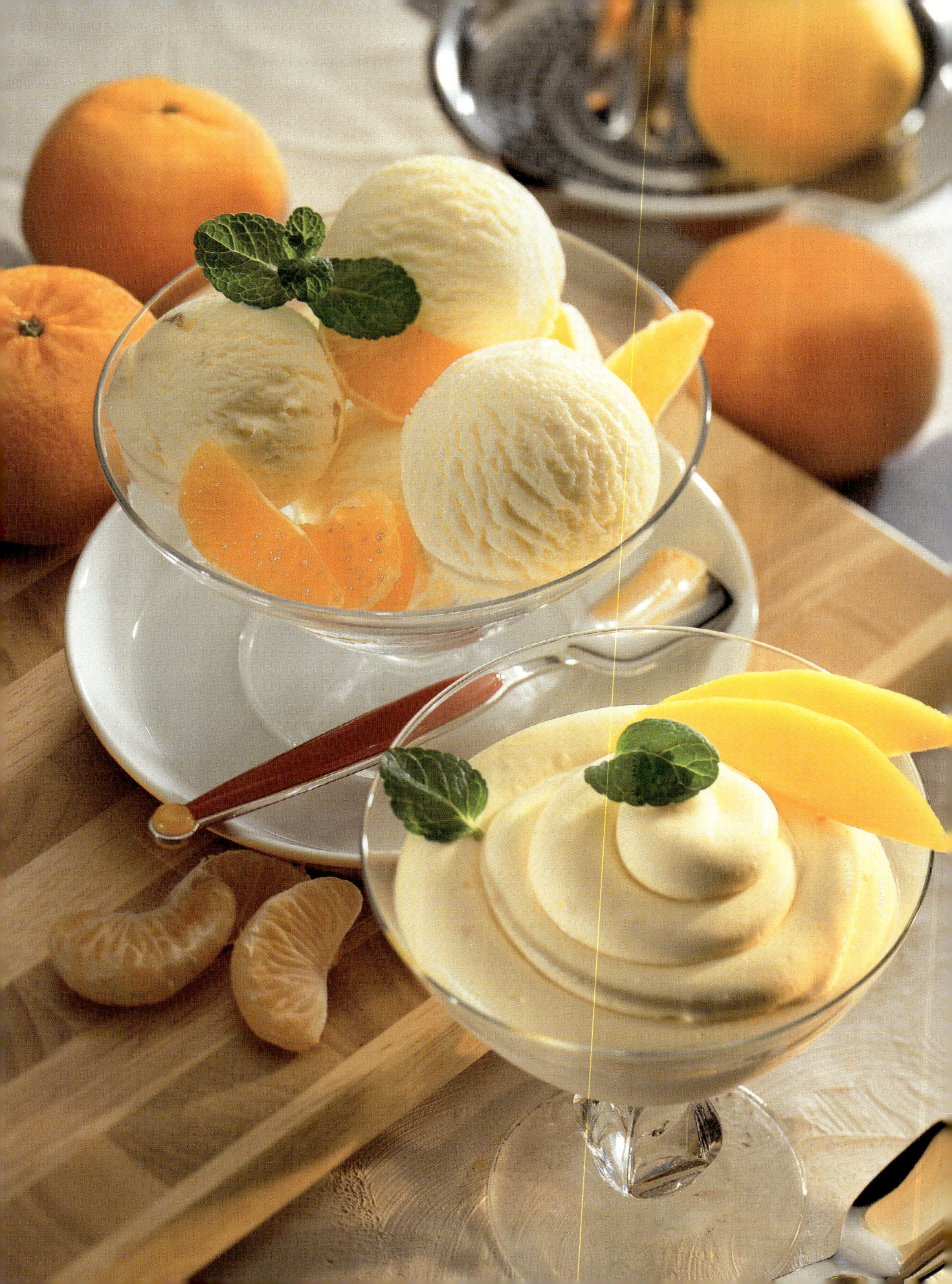

Cremiges Mandarineneis

ca. 350 kcal pro Portion

Zubereitungszeit: ca. 15 Minuten
Gefrierzeit: ca. 2–3 Stunden

Für 2 Personen
2 Blatt weiße Gelatine
100 g Mascarpone
4 EL Ahornsirup
250 ml frisch gepresster Mandarinensaft
1 TL abgeriebene Schale einer unbehandelten Orange
1 TL Zitronensaft
6 Mandarinenfilets
einige Minzeblättchen

1 Die Gelatine für etwa 5 Minuten in kaltem Wasser einweichen. Den Mascarpone mit dem Ahornsirup cremig verrühren. Dann den Mandarinensaft, die Orangenschale und den Zitronensaft langsam unterrühren.
2 Die Gelatine gut ausdrücken und bei geringer Hitze in einem kleinen Topf auflösen. Anschließend langsam unter die Mandarinencreme ziehen.
3 Die Masse in eine Metallschüssel füllen und diese für 2 bis 3 Stunden ins Tiefkühlfach stellen. Nach etwa 20 Minuten herausnehmen, die Eiskristalle unterrühren und zurück ins Tiefkühlfach stellen. Die Eismasse alle 20 Minuten umrühren, bis sie cremig gefroren ist.
4 Das Eis in zwei Glasschalen füllen und nach Belieben mit den Mandarinenfilets und den Minzeblättchen garnieren.

Mango-Sahne-Eis

ca. 260 kcal pro Portior

Zubereitungszeit: ca. 15 Minuten
Gefrierzeit: ca. 2 Stunden

Für 2 Personen
1 Mango
100 ml Sahne
1 EL Ahornsirup
einige frische Minzeblättchen

1 Die Mango schälen, 4 schöne dünne Scheiben abschneiden und zur Seite legen. Das restliche Mangofleisch vom Kern lösen, würfeln und mit dem Pürierstab fein mixen.
2 Die Sahne steif schlagen und unter das Mangopüree heben. Mit Sirup süßen. Die Mangocreme in eine Metallschüssel geben und im Gefrierfach etwa 2 Stunden anfrosten lassen. Zwischendurch immer wieder umrühren, damit sich keine Kristalle bilden.
3 Das Eis in 2 Dessertschalen füllen und die Mangoscheiben fächerförmig darauf anrichten. Mit Minzeblättchen garnieren.

Tipp Wenn Sie regelmäßig Eis selber herstellen, lohnt sich die Anschaffung einer Eismaschine. Sie ersparen sich das zwischenzeitliche Rühren und das Eis wird in der Maschine noch cremiger.

Alphabetisches Rezeptregister

Rezeptverzeichnis nach Gruppenzugehörigkeit

Gerichte der Eiweißgruppe

Gerichte der neutralen Gruppe

Gerichte der Kohlenhydatgruppe

Ihr persönlicher Kontakt zu Ursula Summm

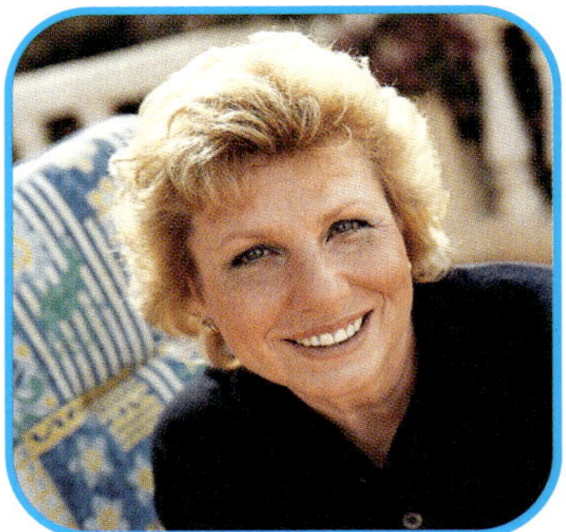

Meine Adresse:
Trennkost Club
Ursula Summ
Buzon N° 356
Calle Patricio Ferrandiz 40
E-03700 Denia/Alicante
España

Schreiben Sie mir und fordern Sie mein kostenloses Informationsmaterial an.

Telefon: 00 34/96/6 42 11 20
Fax: 00 34/96/5 78 47 15
http: www.trennkost.de
E-Mail: summ@trennkost.de

Liebe Leserinnen, liebe Leser,

täglich erreichen mich zahlreiche Briefe, E-Mails und Telefonate aus dem In- und Ausland, mit vielen Fragen zur Gewichtsabnahme und mit der Bitte, bei der Zusammenstellung von Essensplänen behilflich zu sein. Auch werde ich immer wieder aufgefordert, Seminare über Trennkost zu leiten. Für Seminare fehlt mir leider die Zeit, doch ich freue mich, Ihnen mein 20-Stufen-Power-Programm vorstellen zu können. Während dieser Zeit lernen Sie Ihren Körper besser kennen und bauen daher Ihr Übergewicht logisch und gefühlvoll ab.

Folgendes Programm erwartet Sie:

- Ein komplett ausgearbeitetes Programm zur Gewichtsabnahme mit vielen, vielen Rezepten
- Einstiegswoche, Fortsetzungswoche, Powerplan
- Persönliche Fragebögen zur Selbsterkenntnis „Warum bin ich dick?"
- Motivation zur Gewichtsabnahme
- Vorschläge für die schnelle Küche
- Heißhunger auf Süßes: „Wie kann ich das bewältigen?"

Diese Ausarbeitungen sind sehr persönlich und haben den Umfang eines dicken Leitz-Ordners. Ihr Trennkost-Kurs endet automatisch nach 10 Monaten. In dieser Zeit erhalten Sie zweimal im Monat Post von mir. Insgesamt also zwanzig Mal. Nach Kursende stehe ich Ihnen gerne für weitere Fragen zur Verfügung. Außerdem können Sie Ihr erworbenes Wissen auch beruflich nutzen. Nach Abschluss des Fernlehrgangs erhalten Sie von mir ein Zertifikat, welches Sie berechtigt, eigenständig unter der Bezeichnung „Trennkost-Beraterin oder Berater" Kurse anzubieten.

Ich würde mich freuen, Sie begrüßen zu dürfen.

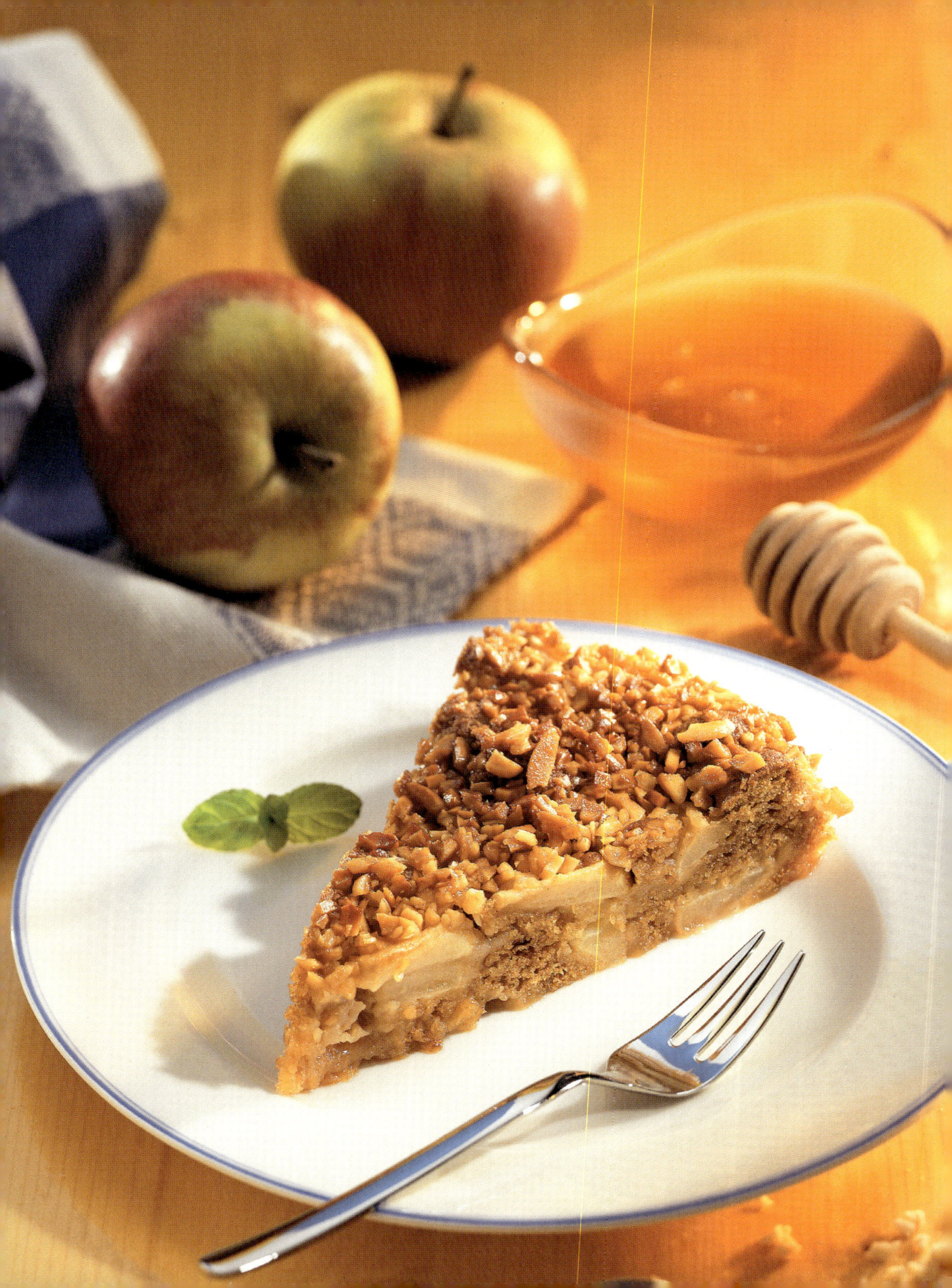

Impressum

ISBN: 978-3-8094-3023-0

Umschlag- und Boxgestaltung: Atelier Versen, Bad Aibling
Layout: Epsilon2, Mundelsheim
Bildredaktion: Sabine Kestler
Herstellung: Elke Cramer
Projektleitung: Anja Halveland
Bildnachweis: Alle Fotos stammen von Falken Verlag/TLC mit Ausnahme von: Atelier Versen: U1 (Illustration Eintragebuch); Bassermann Verlag: 140 re. (Karl Newedel); Falken Verlag: 10 o., 108 li. (Studio Reiner Schmitz), 10 Mi. und u., 24 u. (N.N.), 31 (Krapohl); Foto Summ: U1 (Portrait), 8; Lizenzfreie Bilder: 15 o. (gettyimages), 15 Mi., 33 Mi. und u. (photodisc), 33 u. li. (gettyimages/digital Vision), 33 o. (Comstock), 37 o. li. (istockphoto/Londoneye), 37 o.re. (shutterstock/Monkey Business Images), 37 u. Mi. (istockphoto/Nikolay Mamluke), 37 u.re. (istockphoto/jonya); Südwest Verlag: 12 o. und u., 24 o. (Michael Holz), 10 Mi. (Hacker), 15 u. (Heuer), 24 Mi. (Karl Newedel)

Satz: Epsilon2, Mundelsheim
Reproduktion: Artlitho snc, Lavis-Trento
Druck und Verarbeitung: Těšínská tiskárna, Český Těšín

Printed in the Czech Republic

FSC www.fsc.org MIX Papier aus verantwortungsvollen Quellen FSC® C005833

Verlagsgruppe Random House FSC-DEU-0100
Das für dieses Buch verwendete FSC®-zertifizierte Papier *Profimatt* wurde produziert von Sappi Ehingen

817 2635 4453 6271